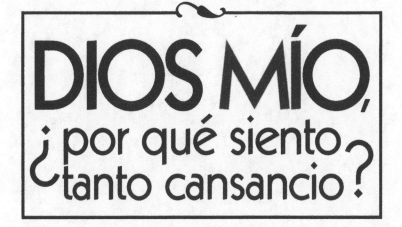

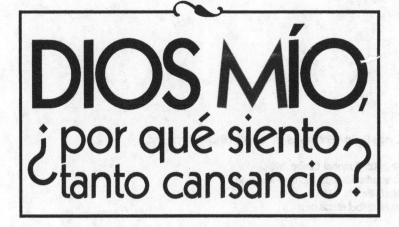

DIOS MÍO,
¿por qué siento tanto cansancio?

JEFFREY BLAIR, PHD.

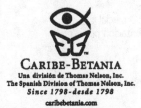

CARIBE-BETANIA
Una división de Thomas Nelson, Inc.
The Spanish Division of Thomas Nelson, Inc.
Since 1798 - desde 1798
caribebetania.com

Caribe-Betania Editores es un sello de Editorial Caribe, Inc.

© **2005 Editorial Caribe, Inc.**
Una subsidiaria de Thomas Nelson, Inc.
Nashville, TN, E.U.A.
www.caribebetania.com

Título en inglés: *Dear God, Why am I so Tired?*
© 2004 por *Jeffrey Blair Ph D*

A menos que se señale lo contrario, todas las citas
bíblicas son tomadas de la Versión Reina-Valera 1960
© 1960 Sociedades Bíblicas Unidas en América Latina.
Usadas con permiso.

Este libro contiene solamente opiniones del autor con el
único propósito de informar y educar.
No intenta por tanto ofrecer consejos médicos.

ISBN 0-88113-343-4

Traducción: *Rolando Cartaya*

Diseño interior: *Grupo Nivel Uno, Inc.*

Impreso en E.U.A.
Printed in the U.S.A.

Índice

Índice

Introducción

«Dios mío, ¿por qué siento tanto cansancio?» En mis oraciones me he hecho esta pregunta literalmente cientos de veces, y no soy el único. Millones de personas se sienten sencillamente exhaustas, y el estrés del mundo les ocasiona fatiga, obesidad, y enfermedades. De hecho, la fatiga y los trastornos relacionados con el estrés son hoy la causa número uno de las visitas a la consulta del médico. En las estanterías encontrará muchos libros que tratan sobre dietas y ejercicios apropiados. La mayoría de las «dietas» no funcionan a largo plazo, por la sencilla razón de que no enfrentan la causa última del aumento de peso. Éste libro trata acerca de lo que, según arrojan mis investigaciones, es la raíz de la mayoría de las fatigas y el aumento de peso. el agotamiento de la adrenalina, causado por el estrés.

Como podrá leer más adelante, los estadounidenses somos las personas menos sanas del mundo. Somos los primeros en el planeta en obesidad, enfermedades cardiovasculares, y cáncer, y la situación empeora cada año. Una de las razones es que como nación hemos optado por la conveniencia antes que por una nutrición apropiada. Mis investigaciones demuestran que el estrés de nuestro atareado mundo es también una causa principal de enfermedades. En este libro, argumentaré como el estrés y el exceso de trabajo conducen a la fatiga, las enfermedades, e incluso el aumento de peso. Luego le conduciré por el camino de una salud óptima, mediante el empleo de las medicinas que nos provee Dios, y una dieta adecuada. Usted no tiene que andar por la vida obeso, cansado y enfermo. Haciendo algunos cambios fáciles, podrá disfrutar de la salud que Dios desea que tenga.

En uno u otro momento, la mayoría de las personas tienen que enfrentarse al estrés y la fatiga, y los cristianos no son la excepción. De hecho, nosotros los cristianos podemos estar sometidos a más estrés que otros, sólo por vivir en un mundo de pecado. Todo este estrés desgasta el organismo y conduce a enfermedades. Creo que Dios ha provisto todo lo que necesitamos para recuperar y mantener una salud óptima. A través de la Biblia, Dios habla del uso de hierbas y plantas no sólo como alimento, sino también con uso medicinal. En el Génesis, Dios empieza a trazar el mapa para una vida saludable. «He aquí que os he dado toda planta que da semilla, que está sobre toda la tierra, y todo árbol en que hay fruto y que da semilla; os serán para comer» (Génesis 1.29). Más adelante leemos en Ezequiel: «Y su fruto será para comer, y su hoja para medicina» (Ezequiel 47.12).

Dios nos ha provisto algunas efectivas plantas medicinales. Estas medicinas se encuentran en su estado natural, que es la forma en que nuestro organismo fue diseñado para usarlas. Algunas plantas contienen nutrimentos que han demostrado ser una poderosa protección contra las enfermedades cardiovasculares y el cáncer, y mis investigaciones demuestran que ciertas plantas pueden ayudar realmente a nuestro cuerpo a lidiar con el estrés y aliviar la fatiga.

En este libro, le contaré sobre mis experiencias con una severa fatiga y enfermedades. Le explicaré cómo me enfermé y cómo vencí a la enfermedad, bajé de peso, y recobré mi salud. Hoy tengo más energía que la que tuve en muchos años, y usted también puede tenerla. Durante años he investigado los trastornos relacionados con la fatiga, y compartiré con usted lo que he descubierto.

Como un hombre vuelto a nacer en Cristo, sé que cuando un día Él regrese a la Tierra, nuestras almas se reunirán con nuestros cuerpos. Cuando eso suceda, ¿sabe qué? Pues que ya no habrá cáncer en nuestros cuerpos. Nuestras arterias no se obstruirán más con depósitos de grasa, ni estaremos obesos. Estoy impaciente por vivir con Cristo, y que se acaben las enfermedades, pero hasta que ese día llegue, creo que Dios nos ha instruido que cuidemos los cuerpos que Él nos ha dado.

Pasé varios años haciendo investigaciones para este libro. He decidido escribirlo debido a mis constantes frustraciones con la crisis de la salud en este país. Todos, cristianos o no, tienen que enfrentarse a la fatiga, el estrés, el aumento de peso y las enfermedades. Cada año gastamos más dinero en la última «dieta de moda» y «suplemento milagroso», y sin embargo las personas están cada vez más obesas y enfermas. Mis investigaciones demuestran que el estrés de nuestros ajetreados estilos de vida, junto con las toxinas, los fármacos y una dieta descuidada son las razones de la declinación de nuestra salud.

Con toda intención he escrito este libro en una forma que sea fácil de leer. Es como si usted estuviera sentado cómodamente durante una de mis conferencias. Le demostraré que el estrés nos hace engordar, fatigarnos, y enfermar. Luego abordaré la crisis de la salud que enfrentamos como nación.

Le mostraré cómo una dieta descuidada y las toxinas suprimen la función de nuestras glándulas suprarrenales y nos conducen a las enfermedades más señeras que todos padecemos. Luego, en el siguiente capítulo, le enseñaré cómo hacer la dieta más sana del mundo. Es fácil de seguir y está basada en mis propios ensayos y errores, así como en las enseñanzas de la Biblia. Posteriormente, le enseñaré a mantener a raya e incluso prevenir las enfermedades, y habrá también un capítulo en torno a mis tratamientos herbarios favoritos. Así que acomódese en su asiento, sorbiendo una taza de té verde, y comencemos nuestro viaje hacia una salud óptima.

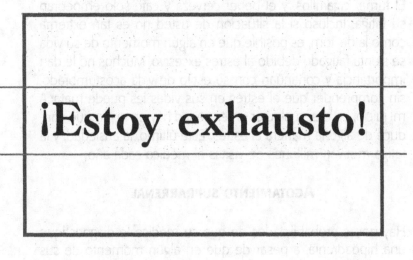

CAPÍTULO UNO

¡Estoy exhausto!

Son alrededor de las 7:00 p.m. y Mary recibe a su esposo, Tom, que regresa del trabajo. Le pregunta si quiere algo de comer, y él le dice que por el camino comió una hamburguesa. Mientras saca un cigarrillo, él se deja caer sobre el butacón y pide una cerveza. Tom le dice a Mary que ha tenido un día terrible y se siente exhausto. Su jefe le ha asignado algunas tareas más y le ha puesto plazo para cumplirlas. «Tendré que levantarme e irme temprano en la mañana para poder cumplir con el plazo», le dice Tom a Mary. «No tendré tiempo de desayunar antes de salir, pero asegúrate de tenerme preparado el café».

Este caso puede sonar un poco extremo, pero en realidad es muy típico en muchos hogares de Estados Unidos. Tom sufre definitivamente de agotamiento de las glándulas supra-rrenales. Trabaja demasiado, está estresado y come muy mal. El fumar cigarrillos, y el beber cerveza y café sólo empeoran su fatiga. Incluso si la situación de usted no es tan extrema como la de Tom, es posible que en algún momento de su vida se sienta fatigado debido al estrés excesivo. Muchos no le dan importancia y continúan con su estilo de vida acostumbrado, sin comprender que el estrés en sus vidas les puede matar.A mi juicio, en casi cualquier enfermedad hay un rastro que con-duce de alguna manera al estrés. Este último, la ansiedad, y la fatiga motivan millones de visitas al médico cada año.

AGOTAMIENTO SUPRARRENAL

Hay pocas probabilidades de que su médico le diagnostique una hipoadrenia, a pesar de que en algún momento de sus vidas la mayoría de las personas la padecen. La hipoadrenia o agotamiento de las glándulas suprarrenales, contribuye decisi-vamente a condiciones tan comunes como la fatiga, la obesi-dad, la ansiedad, los síntomas menopáusicos, y las disfuncio-nes sexuales o mentales, por sólo mencionar algunas. Varios millones de personas se quejan de fatiga, y los trastornos rela-cionados con el estrés están en la base de la mayoría de las visitas a la consulta del médico. Si usted padece de algunas de las condiciones antes mencionadas, sus glándulas suprarrena-les podrían haberse agotado.

He pasado muchos años estudiando estas glándulas, asombrado por sus múltiples funciones. Hay muchos factores que contribuyen al agotamiento suprarrenal, como el exceso de trabajo, el estrés, no hacer ejercicios, fumar, la cafeína, una dieta deficiente, y las toxinas ambientales. Muchas personas se sienten cansadas y estresadas. Somos una sociedad que se mueve a ritmo acelerado, con plazos que cumplir y poco tiempo para descansar. El estrés contribuye a la mayoría de las enfermedades, incluyendo a la ansiedad, la obesidad, las afecciones cardiovasculares, y los trastornos inmunológicos. La fatiga es un síntoma de estrés y de un estilo de vida intenso, en tanto que la causa de la fatiga es generalmente el agotamiento suprarrenal.

Las glándulas suprarrenales son unos órganos diminutos, de forma triangular, ubicados sobre cada riñón. Entre otras funciones, la principal es producir cortisona y adrenalina, las hormonas del estrés. Cuando el organismo está sometido a exceso de trabajo y estrés, las glándulas suprarrenales trabajan tiempo extra para secretar sus hormonas, que nos ayudan a lidiar con la situación. Con el tiempo, estas glándulas se desgastan y experimentamos los síntomas de la hipoadrenia.

Una glándula suprarrenal sana es responsable de producir y regular muchas hormonas. Además de la adrenalina y la cortisona, ellas regulan la progesterona, el estrógeno, la testosterona y la DHEA (dehidroepiandrosterona). En las mujeres que atraviesan por el estrés de la menopausia, es común que la función suprarrenal se haya suprimido. La hipoadrenia afecta a menudo el balance hormonal en las mujeres menopáusicas, e incrementa los síntomas, tales como los bochornos y los sudores nocturnos.

Las glándulas suprarrenales también desempeñan un importante papel en la regulación del azúcar en la sangre. He encontrado que muchas personas con hipoglicemia (bajo nivel de azúcar sanguínea) o diabetes sufren de agotamiento suprarrenal. Mis estudios demuestran que los sistemas inmunológicos de muchas personas que padecen esta última condición están debilitados, y experimentan poco deseo sexual y disfunciones mentales. Además de la fatiga y los demás síntomas de hipoadrenia, también ocurren frecuentemente insomnio o trastornos del sueño. Es fácil ver que muchas personas padecen de esta condición poco conocida (al menos para la medicina moderna), la cual es causada en la mayoría de los casos por el exceso de trabajo, el estrés y la cafeína.

Posiblemente las investigaciones más emocionantes que he emprendido en torno a las glándulas suprarrenales tiene que ver con la pérdida de peso. A pesar de gastar más dinero cada año en las últimas dietas de moda, en asociarse a gimnasios y en comprar suplementos dietéticos, los índices de obesidad continúan incrementándose. De hecho, los estadounidenses son las personas con mayor sobrepeso promedio en el mundo. No es raro que además tengamos los índices más elevado de enfermedades cardiovasculares en el planeta ¿Por qué nos resulta tan difícil bajar de peso en este país? Por supuesto que hay más de una razón. Una dieta deficiente y la inactividad son las principales, pero el estrés también conduce al aumento de peso.

Cuando el organismo experimenta estrés y trabajo duro, las glándulas suprarrenales liberan cortisona para ayudar al cuerpo a enfrentar la situación. Esta reacción se conoce como «combatir o huir». Debido a que la mayoría de nosotros estamos constantemente estresados, tenemos demasiada cortisona en el torrente sanguíneo. La cortisona es una hormona que envía a las células adiposas una señal para que retengan la grasa como mecanismo defensivo. En términos simples, cuando las glándulas suprarrenales están estresadas, liberan cortisona en exceso, lo cual induce al cuerpo a retener la grasa. Mis estudios demuestran que las personas que tienen problemas para bajar de peso sufren a menudo de agotamiento suprarrenal. Cuando la función suprarrenal se normaliza gracias a tratamientos naturales, una dieta adecuada, y reducción del estrés, el cuerpo libera la grasa. En mi opinión, la razón del fracaso de muchas dietas y suplementos dietéticos es que no combaten la causa del aumento de peso, la cual es comúnmente el agotamiento suprarrenal.

Como cristiano, he encontrado que el pasar un rato en paz con Dios me ayuda a aliviar el estrés. Hay algo poderoso en la práctica de dedicar algún tiempo de un día ajetreado a orar. Si bien la dieta, el ejercicio y la medicina verde son importantes para aliviar el estrés y la fatiga, nunca debe subestimarse el poder de la oración. A continuación, examinaremos los factores que conducen al agotamiento suprarrenal y los muchos trastornos asociados con el exceso de cortisona.

Factores que conducen al agotamiento suprarrenal		
☆ Estrés reiterativo	☆ Exceso de trabajo	☆ Dieta deficiente
☆ Toxinas	☆ Estrés financiero	☆ Comidas rápidas
☆ Café	☆ Hábito de fumar	☆ Dietas de moda
☆ Temores	☆ Fármacos recetados	☆ Falta de sueño
☆ Infecciones	☆ Azúcar en la sangre	

«¿POR QUÉ ME DEBO PREOCUPAR POR EL AGOTAMIENTO SUPRARRENAL?»

Todos en algún momento experimentamos fatiga asociada al agotamiento suprarrenal. Vivimos en un mundo sumamente ocupado, estresante, y pecaminoso, y esto nos desgasta. Pero la fatiga no es el único trastorno asociado con la supresión de las funciones suprarrenales.

- **Aumento de peso** – Debo ser muy tajante acerca de esto: las personas están engordando cada año a pesar de los miles de millones de dólares gastados en «dietas» y «suplementos». Es muy evidente que las soluciones rápidas que describen algunos autores no son permanentes. Las investigaciones son claras en cuanto a que el estrés conduce al aumento de peso y la obesidad. Los estadounidenses no son sólo las personas más obesas del mundo, sino también las más estresadas ¿Existe un vínculo? Por supuesto que sí.

Como ya he mencionado, el estrés motiva a las glándulas suprarrenales a liberar la hormona cortisona, a fin de ayudar al organismo a enfrentar una situación. La misión de la cortisona es estimular la liberación en el torrente sanguíneo de azúcares y proteínas para ser utilizadas como energía en la modalidad de «combatir o huir». Además, como mecanismo protector, envía a las células adiposas del cuerpo que retengan la grasa almacenada. En otras palabras, como en el torrente sanguíneo se ha liberado un exceso de cortisona, no podemos quemar grasa. Y no sólo somos incapaces de quemar la grasa que ya tenemos, sino que también comenzamos almacenar alguna extra. El cuerpo se halla bajo estrés, y siente que necesita almacenar más grasa para utilizarla más tarde. La mayor parte de esta grasa se almacena alrededor de la cintura y se ha asociado con mayor riesgo de enfermedades cardiovasculares y con ciertos tipos de cáncer.

He escuchado a muchas personas decir que no pueden bajar de peso, a pesar de someterse a dietas y ejercicios. La razón es el estrés. Cuando la cortisona es liberada en la sangre, no sólo le dice al organismo que retenga la grasa, sino que también nos estimula el apetito. ¿Se ha preguntado alguna vez por qué cuando está estresado le provoca comer algo dulce? Esto se debe a la cortisona. Es posible reducir el estrés sobre las glándulas suprarrenales y liberar la grasa que ha sido almacenada. Si usted sigue la dieta y el programa de suplementos que aparecen más adelante en este libro, sus glándulas suprarrenales serán protegidas, y podrá bajar de peso. La obesidad en EE.UU. está estrechamente relacionada con el estrés.

- **Fatiga** – Muchas personas sufren de fatiga. «Estoy muy cansado» se está convirtiendo rápidamente en la respuesta más común a la pregunta «¿Cómo estás?» Como usted ya habrá adivinado, la sensación de cansancio que muchas personas experimentan está relacionada con el estrés y el agotamiento suprarrenal. Pero si sigue la dieta y las indicaciones sobre suplementos que ofrecemos en este libro, podrá proveer a su organismo los nutrimentos necesarios para apoyar la función suprarrenal.

  La droga de la que más se abusa en nuestra sociedad es la cafeína. Sí, claro, es una sustancia natural, pero eso no la exime de ser una droga que consumimos en busca de un efecto específico: energía. Utilizamos el café, él té, y las gaseosas para sostenernos durante el día, y esto hace más daño que bien. La cafeína, el azúcar y otros estimulantes son sólo remedios rápidos que a largo plazo sólo provocan más fatiga. Los estimulantes, sean o no naturales, reclaman un enorme esfuerzo de las glándulas suprarrenales, haciéndolas trabajar tiempo extra y conduciendo eventualmente a su colapso. No es normal que las personas experimenten un pico energético durante la tarde, pero a la mayoría les sucede. La cafeína y otros estimulantes elevan artificialmente los niveles energéticos, lo cual resulta horas más tarde en una baja de energía. Pero si protege sus glándulas suprarrenales con una dieta adecuada, suplementos naturales, oración, y relajamiento, una energía ilimitada estará a su alcance.

- **Menopausia** – Si usted ha visto las noticias últimamente, de seguro estará al tanto de la controversia acerca de la terapia de reemplazo hormonal (HRT, por sus siglas en inglés). Muchos estudios han demostrado que la HRT está directamente relacionada con un incremento en el cáncer mamario. Entonces, ¿qué puede hacer una mujer? Una cosa importante es mantener en buena forma las glándulas suprarrenales. Estas son responsables de regular hormonas tales como el estrógeno y la progesterona. Cuando las glándulas suprarrenales se desgastan debido al estrés y a una dieta deficiente, las hormonas se descontrolan. El estrógeno se convierte en la hormona dominante en la misma medida en que las glándulas suprarrenales no son capaces de estimular la producción de progesterona. Se ha demostrado que este predominio del estrógeno puede derivar en cáncer mamario, envejecimiento, depresión, aumento de peso, ciclos menstruales irregulares, irritabilidad, cambios de ánimo, y síndrome premenstrual.

Las mujeres que desean evitar los riesgos asociados con la HRT pueden mejorar su equilibrio hormonal observando la dieta y las indicaciones sobre suplementos que aparecen más adelante. Al mejorar la función suprarrenal, ellas pueden reducir efectivamente varios de los síntomas asociados con la menopausia.

- **Debilidad y enfermedades provocadas por la edad** – Cuando la labor de las glándulas suprarrenales es disminuida por el exceso de trabajo, el estrés, y las deficiencias dietéticas, ocurren otros muchos trastornos. Estos incluyen: insomnio, debilidad sexual y mental, trastornos inmunológicos e hipertensión arterial. Al mejorar la función de estas glándulas, también pueden mejorar los anteriores problemas. A continuación, le revelaré un secreto indígena que puede proteger y estimular las glándulas suprarrenales. Luego, más adelante en este libro, le describiré otras razones por las cuales, en sus oraciones, muchos norteamericanos preguntan: «Dios mío, ¿por qué estoy tan cansado?».

«LA VITALIDAD DE UN CABALLO»

Los desórdenes relacionados con el estrés y la fatiga no son exclusivos de los Estados Unidos. Si bien somos el más estresado y fatigado de los pueblos, muchos otros países enfrentan problemas similares. Uno donde rara vez se encuentran los mencionados trastornos es la India. Y la razón es que cuentan con un arma secreta llamada *ashwagandha*. Esta voz se traduce como «la vitalidad de un caballo», y es una traducción muy acertada. Estudios científicos y ensayos clínicos están demostrando lo que los médicos ayurvédicos han conocido durante siglos: esta planta medicinal nos puede ayudar a lidiar con la fatiga y el estrés cotidianos.

Antes de exponer los muchos beneficios de la ashwagandha, permítame introducirle a la antigua practica de curación del Ayurveda. El Ayurveda es un complejo sistema de medicina verde desarrollado a lo largo de miles de años por sanadores espirituales de la India. Es en ese país el sistema médico tradicional, y todavía hoy se practica. El Ayurveda incorpora plantas medicinales, dieta, ejercicios y meditación. Podemos aprender muchas cosas de estos antiguos terapeutas. Aunque el Ayurveda trata todo el organismo con medicina verde, la medicina moderna prefiere utilizar «balas mágicas», fármacos que solamente atacan los síntomas y que no son naturales para el cuerpo humano. Antiguos higienistas y líderes bíblicos nos han enseñado que el organismo debe ser tratado con plantas medicinales. Una de las más poderosas variedades curativas es la ashwagandha.

Se trata de un arbusto que crece en la India, en África, y en los Himalayas. Su nombre científico en latín es *Withania somnifera*, y a veces se le conoce como «cereza de invierno». La ashwagandha es miembro de la familia de la belladona, y está estrechamente emparentada con el tomate. Crece a una altura de 1,50 m y echa florecillas amarillas y bayas rojas. Llamada a veces «ginseng indio», no se relaciona con la familia del ginseng. Sin embargo, funciona en el organismo en forma muy parecida a aquél, como un tónico. La raíz de esta planta se utiliza en la medicina verde, y durante 2000 años se la ha usado para aliviar la fatiga y el estrés. La ashwagandha es el mejor remedio natural disponible para mejorar el nivel de energía y reducir el estrés, protegiendo así las glándulas suprarrenales.

Los herbalistas tradicionales ayurvédicos sugieren ingerir hasta 3000 miligramos de ashwagandha diarios como tónico general para las glándulas suprarrenales.

Sin embargo, he comprobado que a mí me basta con 1500 mg. La popularidad de las plantas ayurvédicas crece rápidamente, y la ashwagandha debe ser fácil de encontrar en su tienda local de productos nutritivos para la salud.

Muchos de los miembros de la etnia hunza en los Himalayas, cerca de la India, viven mucho más de 100 años. La razón es sencilla: llevan una vida sin complicaciones y con poco estrés. Los miembros de esta tribu también ingieren rutinariamente remedios naturales como la ashwagandha, llevan una dieta similar a la que describiremos luego en este libro, meditan, y oran. También les beneficia su estilo de vida activo. Sin duda, podemos aprender mucho de estas antiguas enseñanzas y culturas primigenias. Creo que el estrés y la fatiga pueden ser reducidos en gran medida siguiendo las indicaciones de este libro y tomando alguna hierba tónica como la ashwagandha.

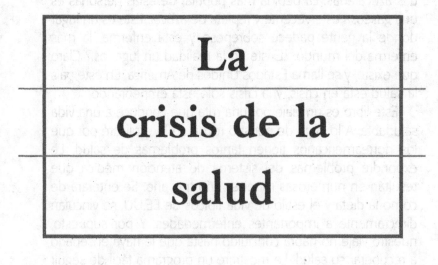

CAPÍTULO DOS

La crisis de la salud

Comencemos nuestro viaje juntos cerrando los ojos e imaginando un lugar donde se gastan miles de millones de dólares en atención a la salud. Imagine un lugar donde se dedican sumas similares a prevenir las enfermedades. Es un lugar donde esos miles de millones de dólares se invierten en las últimas dietas de moda y los más recientes suplementos y vitaminas. Pero también, donde las personas están plagadas de enfermedades a pesar de los miles de millones de dólares. Un lugar donde se gasta más que en cualquier otro país del mundo en atención a la salud y prevención de enfermedades, y que sin embargo tiene las tasas más altas de cáncer, enfermedades cardiovasculares y diabetes del planeta. Piense en un lugar donde la dieta típica consiste en alimentos sumamente elaborados, creados en laboratorios para extender su vida comercial. Los habitantes de este lugar dan de comer a sus hijos, desde que son párvulos, comidas rápidas y meriendas azucaradas. La bebida más popular de estas personas es una gaseosa esfervecente y repleta de azúcar. Este es un lugar donde la gente padece sobrepeso y está enferma, la más enferma del mundo. ¿Existe en la realidad un lugar así? Claro que existe, y se llama Estados Unidos de América. En este país la salud está en crisis, y la crisis sólo está empeorando.

Este libro es un viaje por una ruta que conduce a una vida saludable. A lo largo de nuestro recorrido le explicaré por qué los norteamericanos tienen tantos problemas de salud. Le expondré problemas del sistema de atención médica que resultan en numerosas muertes año tras año. Se enterará de cómo la dieta y el estilo de vida típicos de EE.UU. se vinculan directamente a importantes enfermedades. Y por supuesto, nuestro viaje no habrá concluido hasta que le haya enseñado a recuperar su salud. Le mostraré un programa fácil de seguir de dietas y estilo de vida, que puede ayudarle a bajar de peso y prevenir las enfermedades. Trataré también sobre la medicina verde y le explicaré qué quería decir Hipócrates cuando aconsejaba: «Deje que sus alimentos sean su medicina». Espero que disfrute del viaje tanto como yo. Comencemos.

Enseñar a cuantas personas me sea posible lo que he aprendido sobre la salud a través de los años, se ha convertido en la pasión de mi vida. Le contaré brevemente mis propias batallas médicas y cómo llegué adonde me encuentro hoy. De niño, me alimentaba con la típica dieta infantil de comidas rápidas y azúcar. Era un régimen alimenticio basado en la conveniencia y, por supuesto, en el sabor. Las hamburguesas, las papas fritas, y las pizzas eran platos rápidos y a la mano, de delicioso sabor. Al llegar a adulto mantuve la misma dieta. Mi día típico transcurría así: me desayunaba con un par de bizcochos con salchichas, papas fritas doradas y jugo de naranja. Se que está pensando que al menos el jugo de naranja era sano, pero más tarde verá cómo hasta el jugo puede ocasionar problemas a su salud. En el almuerzo volvía a buscar comidas rápidas: una hamburguesa con queso, más papas fritas, y una gaseosa de dieta. Si, sé que también piensa que la gaseosa de dieta era una elección acertada y saludable. Pero piénselo de nuevo; más tarde se lo explico. Luego venía la cena: normalmente, otra hamburguesa, o una swalchicha, o las dos cosas. Y claro, después algún tipo de postre, generalmente con helado incluido. Cuando tenía 15 años empecé a mascar tabaco, y al llegar a los veinte ya mascaba dos latas diarias. Rara vez hacía ejercicios y con 29 años almacenaba en mi cuerpo cerca de veinte kilos de sobrepeso.

Fue por entonces que comencé a notar problemas en mi organismo. Siempre estaba cansado y me resfriaba con facilidad. Tenía serios problemas de reflujo gástrico que me causaban ataques de pánico. Me diagnosticaron contracciones ventriculares prematuras (mi corazón se saltaba algunos latidos), y el dentista me encontró en la boca células precancerosas. Inmediatamente dejé de mascar tabaco para evitar un cáncer bucal, y el médico me dijo que podría vivir con las demás condiciones. Me aseguró que no tenía que preocuparme por la arritmia, pues no era mortal. Me recetaría píldoras para controlar el reflujo y otra pastilla que controlaría mis ataques de pánico. El doctor me aclaró que con mi deficiencia energética no podría ayudarme, y que tal vez debería tomar vitamina C para evitar los resfriados. Jamás me sugirió que cambiara mi dieta y mi estilo de vida. Por un tiempo viví tomando esas «píldoras mágicas», y preguntándome si no existiría algo mejor. Decidí que aun si podía vivir con aquellas condiciones médicas, no me conformaría. Así que empecé a estudiar y a leer todo lo que caía en mis manos acerca de la curación. Aprendí que nunca había suministrado a mi cuerpo los nutrimentos necesarios para vivir sanamente. Cambié mi dieta y mi estilo de vida. Rebajé los veinte kilos extra, y renuncié a las medicinas por receta médica. Actualmente dispongo de más energía que nunca, y rara vez me resfrío. He continuado estudiando, acumulando diplomas sobre nutrición y medicina naturopática. Conozco los regímenes dietéticos más saludables del mundo. Ellos le permitirán bajar de peso y mantener a raya esos kilos. Le ayudarán a prevenir, e incluso revertir las enfermedades. En este libro le mostraré esas dietas. Comencemos nuestro viaje examinando las influencias negativas que actúan sobre nuestra salud.

DIETA

En 1987 el Inspector General de Sanidad de EE.UU. opinó que tres de cada cuatro defunciones estaban relacionadas con la alimentación. Yo creo más: creo que todas las enfermedades se relacionan de algún modo con nuestra dieta. Los problemas del corazón se han vinculado con la grasa animal saturada y los aceites hidrogenados. El cáncer, con los dos anteriores, las toxinas alimentarias y la deficiencia de fitonutrimentos estimuladores del sistema inmunológico en nuestra dieta. La diabetes se ha relacionado con la grasa animal saturada, los aceites hidrogenados, y el azúcar refinada. Pienso que incluso el V.I.H. se ha extendido tanto debido a que la dieta típica no contiene los nutrimentos necesarios para reforzar la producción por el organismo de glutationa intracelular. La glutationa es el más poderoso antioxidante que se encuentra en el cuerpo humano, pero eso lo explicaré más adelante. Somos lo que comemos, y lo típico es que no comemos nada nutritivo.

Comencemos con la dieta infantil típica, pues si vamos a cambiar el curso patógeno en el que ahora nos encontramos, debemos empezar por nuestros hijos. Un desayuno típico puede consistir en cereal, repleto de azúcar refinada. El fabricante nos dice en la caja que ésta es una manera nutritiva de comenzar el día. Pero no le crea ni un segundo. Puede que le hayan añadido a la mezcla vitaminas sintéticas, pero está lejos de ser nutritivo. Las vitaminas no son naturales y tienen poco valor, mientras que el alto contenido de azúcar se traducirá más adelante en obesidad y otros problemas. Hoy en día los padres andan apresurados y dan de comer a sus hijos cualquier cosa con tal que no les tome mucho tiempo. Con mucha frecuencia ese desayuno instantáneo consiste en comidas rápidas de algún restaurante recargadas de grasas saturadas o hidrogenadas; o se reduce a un emparedado de jalea también cargado de azúcar y que carece de valor nutritivo. La obesidad infantil se ha incrementado en más de 50% en los últimos 20 años, según la Asociación Estadounidense del Corazón (AHA por sus siglas en inglés). Actualmente son comunes los diagnósticos de niños con diabetes adulta incipiente, y el trastorno de déficit de atención alcanza cifras récord. Creo que todo esto es resultado directo de una dieta deficiente y de falta de ejercicios. No podemos continuar llevando a nuestros hijos por el camino de la enfermedad al permitirles comer de esta manera. ¿Cuándo fue la última vez que el suyo comió brócoli?

La dieta adulta típica no es muy diferente. Como sociedad centrada en la conveniencia, comemos cualquier cosa siempre que sea fácil. Ello puede incluir comidas rápidas o congeladas y preenvasadas. Es obvio que las primeras vienen bañadas en grasas saturadas que taponan las arterias, mientras que las últimas contienen gran cantidad de aceites hidrogenados y preservativos tóxicos. Esto lo veremos detenidamente más adelante. La diferencia principal entre la dieta infantil y la adulta podría ser que los adultos comen de vez en cuando verduras. Sin embargo, éstas contienen en su mayoría altas cantidades de pesticidas químicos y son cultivadas en suelos de bajo contenido de minerales. Las verduras de hoy tienen menos valor nutricional que las de hace 50 años. Mi recomendación es comer por lo menos tres porciones de verduras diarias, pero ¿cuántos hacen eso?

La bebida más popular de esta malsana nación es la gaseosa, bebida esfervecente que carece de valor nutricional y tiene alto contenido de azúcar refinado. Algunas contienen más de diez cucharadas de azúcar por lata. Más adelante expondré en este capítulo los peligros del azúcar. Niños y adultos consumen demasiadas gaseosas. De hecho, éstas se encuentran a mano dondequiera que usted va, incluso en nuestras escuelas públicas. A nuestros hijos se les imponen desde la edad más tierna estos brebajes azucarados. No sorprende que la obesidad y la diabetes hayan alcanzado cifras récord. Se calcula que el estadounidense promedio consume entre 30 y 55 kilos de azúcar por año.

Otro problema de la dieta típica es la medida de la porción. Vivimos en una nación de «superporciones». ¿Presta alguien atención a la medida de cada una? No sólo comemos lo que no deberíamos, sino que también lo comemos en demasía cada vez que nos sentamos a la mesa. La mayoría hace dos o tres comidas opíparas al día. Como veremos más tarde, esto desacelera notablemente el metabolismo y conduce al aumento de peso. Yo recomiendo hacer seis comidas ligeras durante el día. Se ha demostrado que tal práctica mantiene un elevado ritmo metabólico y resulta en pérdida de peso.

¿Con qué frecuencia come usted alimentos crudos? Me imagino que si es como la mayoría de los norteamericanos, cocinará todas sus comidas. La comida cocida es comida muerta y tiene poco valor para el organismo. Ninguna otra especie animal en el planeta cuece sus alimentos antes de comerlos. Esta práctica mata todas las enzimas, y como verá más adelante en este volumen, éstas son esenciales para la vida. En la Dieta Blair, recomiendo comer vegetales crudos o al vapor varias veces al día para obtener las enzimas y nutrimentos vitales que el cuerpo humano requiere. También aconsejo beber jugos de frutas y vegetales recién extraídos, en lugar de los que venden en los mercados. Estos han sido pasteurizados (hervidos) y no contienen enzimas esenciales. Escuché una vez decir a un científico que el jugo de naranja del supermercado no es más que agua azucarada con sabor a naranja. Se le han matado las enzimas, y sin sus enzimas naturales el contenido vitamínico del jugo no sirve de nada. Más adelante trataré sobre la importancia de los alimentos vivos, pero por ahora tenga presente que la comida viva y sus enzimas son necesarias para la vida. A continuación relaciono las que considero influencias negativas sobre la salud. Algunas son bastante obvias, mientras que otras son menos conocidas por el público en general.

GRASAS ANIMALES Y ACEITES HIDROGENADOS

La dieta media estadounidense está basada en carne y papas. Pero ¿fue concebido el ser humano para comer carne? No lo creo, y le explicaré por qué. Veámoslo primero desde el punto de vista bíblico. Si usted cree como yo lo que dice la Biblia, no podrá pasar por alto fácilmente Ezequiel 47:12, donde dice: «Y su fruto será para comer, y su hoja para medicina». Fuimos concebidos para comer la vegetación, no la carne. Antes de que cierre el libro, en la creencia de que estoy promoviendo el vegetarianismo puro, déjeme aclararle que sí como carne, y que mi dieta la permite. Incursionaré en eso en el próximo capítulo. Los carnívoros naturales tienen corto el tracto digestivo, lo cual permite que la carne lo recorra rápidamente. Nosotros, en cambio, tenemos un tracto digestivo extremadamente largo, de unos ocho metros, el cual permite que la carne se ponga en su interior rancia y corrompida. Debido a que la carne pasa tanto tiempo en el sistema digestivo, las toxinas que en ella se encuentran ingresan fácilmente al torrente sanguíneo. Por otro lado, la mayor parte de la carne que consumen los estadounidenses contiene altos niveles de antibióticos y hormonas. De hecho, más de la mitad de los antibióticos que se producen actualmente se les inyectan a los animales que comemos. No es casual que nuestros sistemas inmunológicos estén comenzando a fallar. Ingerimos grandes cantidades de antibióticos que vienen en la carne, lo cual debilita nuestra respuesta inmune. Los productores de carne no sólo están inyectándoles antibióticos a sus animales para mantenerlos sanos hasta su sacrificio: también les están inyectando para cebarlos hormonas del crecimiento. Después, estas hormonas entran en nuestros cuerpos con la carne de los animales. Hace 100 años, las jóvenes comenzaban sus ciclos menstruales hacia los 16 años de edad. Hoy en día, debido a todas las hormonas que consumimos con nuestros alimentos, los ciclos menstruales comienzan alrededor de los 11 años. Se ha demostrado que las mujeres que consumen más carne tiene el doble de probabilidades de desarrollar cáncer mamario. En los hombres, las probabilidades de desarrollar cáncer de próstata son el triple. Esto podría deberse en parte a la liberación en la sangre de toxinas y agentes carcinógenos durante la digestión.

El alto contenido de grasas saturadas de la carne es una de las causas principales de las enfermedades cardiovasculares. Se ha demostrado que las grasas saturadas que contiene elevan los niveles de colesterol y conducen a la acumulación de placa en las arterias. En el próximo capítulo describiré en detalle los diferentes tipos de grasa. La dieta norteamericana típica comprende de un 40 a un 50% de grasa. Es demasiada, y la mayor parte de ella es saturada. Para explicarlo sucintamente, las grasas saturadas son lípidos que se solidifican a temperatura ambiente. Reclaman del hígado un enorme esfuerzo, son difíciles de digerir, y elevan los niveles de colesterol en la sangre. En lo posible, manténgase alejado de las grasas saturadas. Pero más peligrosas que las grasas saturadas son las hidrogenadas.

El proceso de hidrogenación altera químicamente aceites que normalmente son líquidos a temperatura ambiente, y los convierte en sólidos. El único propósito al hacer esto es prolongar su vida comercial y mejorar la capacidad para untarlos.

Este es el peor tipo de grasa, porque es artificial y fabricado. Al organismo le resulta casi imposible digerirla, y lamentablemente, cerca de 90% de todos los alimentos procesados la contienen. Un cliente me dijo hace poco que no le preocupaban los aceites hidrogenados, porque había eliminado de su dieta la margarina y la mantequilla de maní comerciales. Le dije que regresara al mercado y que leyera las etiquetas, para que viera que la mayoría de los alimentos preenvasados contienen estas grasas artificiales. Actualmente los alimentos procesados pueden permanecer en los estantes de los supermercados durante años, lo cual reduce gastos e incrementa ganancias. Los aceites hidrogenados disminuyen la efectividad de la insulina y hacen que una célula normalmente sana y fluida se vuelva rígida. Creo que el advenimiento del proceso de hidrogenación ha incrementado grandemente la diabetes y las enfermedades del corazón en este país. Como podrá ver en el siguiente capítulo, el cuerpo humano utiliza las grasas para formar paredes celulares. Prefiere las grasas saludables, fluidas, del tipo omega-3, pero si el organismo es obligado a utilizar grasas hidrogenadas, se producen células anormales. Las grasas saturadas y los aceites hidrogenados se han vinculado directamente con lo siguiente:

1. Un incremento de 20 a 30% en el nivel de colesterol
2. Niveles mayores de insulina en la sangre, conducentes a la diabetes
3. Anormal división y crecimiento celulares
4. Mayor formación de radicales libres
5. Menor sensibilidad celular a la insulina, conducente a la diabetes del tipo II
6. Mayor riesgo de cáncer y enfermedades cardiovasculares

Científicos de la Universidad Wageningen en Holanda concluyeron recientemente un estudio sobre los efectos para las enfermedades cardiovasculares de los ácidos grasos *trans*, derivados de los aceites hidrogenados. El estudio, publicado en la revista médica *Arteriosclerosis, Thrombosis and Vascular Biology*, demostró que al cabo de un mes consumiendo una dieta alta en ácidos grasos trans, el colesterol HDL disminuyó en una media de 21% (*Winston-Salem Journal*, 31-07-01). El HDL es el colesterol «bueno» necesario para protegernos de una acumulación de LDL, o «colesterol malo».

Como podrá ver en el próximo capítulo, grasa no es una mala palabra. Existen, no obstante, grasas beneficiosas y grasas perjudiciales. El organismo utiliza las beneficiosas para fabricar células y hormonas sanas. Es casi imposible eliminar por completo todas las grasas saturadas e hidrogenadas, pero usted debe hacer lo que esté a su alcance por conseguirlo.

LECHE

¿Ya bebió hoy su vaso de leche? ¿Por qué? Como he dicho antes, somos los únicos animales del planeta que bebemos la leche de otro animal después de ordeñarlo. La mayoría de los estadounidenses beben leche de vaca, destinada, por supuesto, originalmente para los terneros. Como la carne que compramos, la leche de vaca está llena de antibióticos y hormonas. Alrededor de 80% de la población mundial carece de la enzima necesaria para descomponer la lactosa (azúcar de la leche). Se ha demostrado que la leche y los productos lácteos crean en el organismo una acumulación de mucus, especialmente en los senos faciales. Sí, es cierto, se nos ha dicho que necesitamos la leche por el calcio que contiene, pero no es verdad. El cuerpo humano no aprovecha fácilmente el calcio presente en la leche, especialmente después de que ésta ha sido pasteurizada y homogeneizada (cocinada). El alto contenido proteínico de la leche puede causar en realidad una pérdida de calcio. Lo explicaré en el capítulo siguiente, pero en esencia, demasiadas proteínas obligan a excretar el calcio con la orina. Obtenga su calcio de las verduras, no de la leche de otro animal.

AZÚCAR

Algunos azúcares se encuentran naturalmente en las frutas y vegetales. Pero no voy a hablar de ellos en el presente capítulo; me referiré en cambio al azúcar blanca refinado, carente de valor nutritivo. El azúcar blanca refinada ha sido aislada de su entorno natural y privada de su valor nutritivo. Se añade a los alimentos y bebidas por una razón única: su sabor. Se ha demostrado que el azúcar blanca es adictiva, y que las papilas gustativas la codician. Un consumo elevado de azúcar demanda del páncreas un arduo trabajo, lo cual puede desembocar en hipoglicemia y diabetes. El exceso de azúcar eleva los niveles de insulina en la sangre, indicando al cuerpo que debe almacenar como grasa el excedente. El estadounidense promedio consume hasta 57 kilos de azúcar por año, y las tasas de obesidad, diabetes, enfermedades cardiovasculares, y cáncer se encuentran a niveles récord. ¿Es posible que haya una conexión? Claro que la hay. Se añade azúcar a casi todos los alimentos procesados para agregarles sabor. Aun si la etiqueta no menciona el azúcar, existen muchos nombres subrepticios. Vigile el contenido de jugo de caña, jarabe de maíz, fructosa, dextrosa, miel, polidextrosa, y sucrosa. El azúcar aislada de su entorno natural, añadida a alimentos y bebidas, sólo puede causar problemas. Nuestros hijos deben dejar de consumir tanta azúcar. La obesidad infantil se encuentra a niveles epidémicos. Actualmente se está diagnosticado por primera vez a menores de edad con diabetes adulta incipiente, y el déficit de atención y la hiperactividad están fuera de control. ¿Por qué no nos damos cuenta de que estamos llevando a nuestros hijos por el camino de las enfermedades al permitir-

les alimentarse de esta manera? ¿Qué come el niño promedio? Tortas bañadas en jarabe, o cereales azucarados, confor-
man el desayuno típico. Durante el día el niño consume
meriendas edulcoradas, caramelos, emparedados de jalea, frutas gomosas para mascar, y por supuesto, el mayor de todos,
la gaseosa. No sorprende que haya tantos menores obesos y
enfermos. Los padres deben marcar la pauta en el hogar y ser
un ejemplo para sus hijos. Los niños imitan lo que ven hacer
a papá y mamá, así que deshágase de los alimentos edulco-
rados. Hágalo por la salud de sus hijos. Demasiada azúcar de
una vez, debilita asimismo el sistema inmunológico. Según
Science News, de 1990, grandes cantidades de azúcar acompañadas por una dieta baja en fibras, vuelven más propensas
al cáncer a las personas. A continuación explicaré como algunos sustitutos del azúcar pueden ser peligrosos, así que tampoco corra automáticamente a buscar meriendas sin azúcar.

ASPARTAME

¿Le gustaría beber un vaso de formaldehido con alcohol metílico? Si usted es uno de los millones de norteamericanos que
comen o beben alimentos «dietéticos», es posible que ya lo
haya hecho. El Aspartame es un edulcorante artificial que se
encuentra en la mayoría de las bebidas y alimentos «dietéticos» como sustituto del azúcar, y se ha demostrado que se
descompone como formaldehido y alcohol metílico. Se sabe
que el Aspartame ocasiona convulsiones, y existen evidencias
de que puede causar migrañas, jaquecas, depresión, esclerosis
múltiple, mal de Alzheimer y obesidad. Su uso en los alimentos
se ha definido como un riesgo inminente para la salud pública. ¿Desde cuándo conocemos los peligros del Aspartame?
Desde antes de que fuera incluso aprobado por la
Administración Federal de Alimentos y Fármacos (FDA por sus
siglas en inglés). Según los archivos del Congreso (07-05-75),

el fabricante de gaseosas Coca-Cola se opuso a la aprobación del Aspartame por la FDA. Representantes de la compañía informaron al organismo federal que este edulcorante se descomponía como formaldehído y otras toxinas, y que en experimentos con monos, 5 de 7 sufieron convulsiones. Supongo que la codicia de grandes ganancias venció al interés por la salud pública, y ahora las bebidas «de dieta» reportan millones de dólares. La mayoría ni siquiera baja de peso al sustituir el azúcar por el Aspartame. Esto se debe a que el edulcorante sintético suprime los niveles de serotonina en el cerebro, provocando una demanda de azúcar. ¿No es irónico que una fórmula para bajar de peso le haga en realidad aumentar?

GLUTAMATO MONOSÓDICO (MSG)

«Yo no necesito preocuparme por el MSG en mi dieta. No como nunca comida china», me dijo una vez un cliente. Desafortunadamente, se añade MSG a la mayoría de los alimentos procesados preenvasados, a fin de acentuar su sabor. Y eso es lo que es: un refuerzo del sabor y nada más. No tiene valor nutritivo alguno. Al MSG se le conoce por distintos nombres, así que ande con cuidado si ve en la etiqueta alguno de los siguientes. Entre sus más comunes sobrenombres se cuentan: proteína vegetal hidrolizada; proteína vegetal; caseinato de sodio; caseinato de calcio; y sabores naturales. En alguna forma se añade MSG a la mayoría de las comidas rápidas, papas fritas, comidas preempaquetadas, y alimentos enlatados. Se ha demostrado que el aditivo es una toxina para el cerebro, especialmente en los menores. Puede que no diga en la etiqueta MSG, pero si dice proteína vegetal hidrolizada, no le hará ningún bien. No más fíjese cómo se produce.

El proceso consiste en hervir durante horas en ácido sulfúrico vegetales que naturalmente contienen altas dosis de glutamato. El hidróxido de sodio es luego añadido a la mezcla para neutralizar la fórmula y secarla en forma de polvo. Entonces se añade a los alimentos para mejorar su sabor. ¡Qué delicia!

En realidad el MSG se añade para estimular las papilas gustativas y hacer que usted anhele más del producto. Como describe en su libro *Exitoxins: The Taste that Kills* el doctor Rusell Blaylock, se ha demostrado que el MSG daña el hipotálamo cerebral y las neuronas, así como que puede conducir a enfermedades neurológicas como los males de Alzheimer y de Parkinson. El autor explica cómo el Aspartame y el MSG pueden causar muerte celular por sobreestimulación.

Los niños especialmente deben ser alejados del MSG y el Aspartame. Cuando el cerebro de un bebé se está desarrollando en el útero materno, y luego como infante, la barrera de sangre no es lo suficientemente recia para impedir la entrada de toxinas poderosas como el MSG. Este aditivo es capaz de pasar de la madre al feto en desarrollo y estropear el proceso de crecimiento del cerebro del próximo bebé. Los niños no deben comer alimentos que contengan MSG, debido a que éste permea fácilmente la barrera de sangre del cerebro y puede entorpecer el crecimiento y desarrollo apropiados de las neuronas cerebrales.

Escuché decir recientemente a un científico que necesitamos las investigaciones de células madres a fin de llegar a curar afecciones como el Parkinson. No creo que ésa sea la respuesta. En lugar de gastar otros miles de millones de dólares aportados por los contribuyentes en investigaciones científicas, ¿por qué no se prohíben las sustancias tóxicas en nuestros alimentos? Ya invertimos miles de millones en investigaciones médicas y prevención de enfermedades, pero los índices de éstas últimas continúan aumentando. Creo que ingerimos demasiadas comidas y bebidas que nos llevan por el camino de la enfermedad. Quizás prohibir el Aspartame y el MSG no evite el Parkinson ni otras enfermedades, pero será un gran salto adelante en el mejoramiento de la salud de una nación enferma.

AGUA DE BEBER

Nuestros cuerpos necesitan agua para vivir. Podemos pasar semanas sin comer, pero sólo unos días sin agua, la cual constituye 70% de nuestros cuerpos. Todos sabemos que necesitamos agua para vivir, pero la calidad del agua puede ayudar al desarrollo de las enfermedades o por el contrario contribuir a que nos mantengamos saludables. El agua embotellada es hoy un gran negocio, lo cual me sugiere que las personas se preocupan por la calidad y la pureza del precioso líquido. Claro que usted puede ver en cualquier noticiario un reportaje sobre la contaminación y suciedad de diferentes aguas embotelladas. Creo que en primer lugar es vergonzoso que tengamos que depender del agua embotellada. ¿Por qué no purificar el agua del acueducto público? Yo bebo agua destilada porque es la más pura que se puede encontrar. No le debe preocupar que el agua destilada no contenga minerales; usted debe obtener éstos de las frutas y vegetales. Yo no bebo agua del acueducto por dos razones: el cloro y el flúor.

Al suministro público de agua se le ha estado añadiendo cloro durante 100 años. El cloro evita que ciertas bacterias contaminen el agua, pero debe existir una forma mejor de hacerlo. Un estudio conjunto de la Universidad de Harvard y Wisconsin College demostró que el beber agua clorada es responsable de 9 por ciento de todos los cánceres de la vejiga y de 15 por ciento de los cánceres rectales. Según esta encuesta, beber agua con cloro incrementa en 38 por ciento las probabilidades de desarrollar cáncer rectal y en 21 por ciento las de contraer cáncer de la vejiga. Creo que es hora de que encontremos otras formas de controlar las bacterias en nuestra provisión de agua sin usar una sustancia química tan tóxica. Dios nunca se propuso que con el agua bebiéramos cloro; ni tampoco flúor.

Sólo el arsénico es más venenoso que el flúor, y sin embargo es una práctica generalizada el añadirlo al agua de beber y a la pasta dental. Los defensores del flúor dicen que éste es necesario para tener dientes sanos, pero nuestro país es el único que lo recomienda rutinariamente. Otras naciones no tienen una epidemia de problemas dentales. Quizás la razón de que sus dentaduras estén en buen estado, aun consumiendo agua y pasta dental sin flúor, es que consumen menos azúcar. De acuerdo con el instituto nacional del cáncer, el flúor incrementa el riesgo de esta enfermedad en 50%, y se lo relaciona con más de 8000 casos anuales. Se ha demostrado que daña a las células sanas, convirtiéndolas en cancerosas. Si todos los demás países han abandonado el uso del flúor basándose en la montaña de evidencias sobre sus riesgos para la salud, ¿por qué todavía Estados Unidos lo usa y lo recomienda? No conozco la respuesta a tal pregunta, pero sí sé que no quiero almacenar flúor en mi organismo. Beba agua pura destilada y no tendrá que preocuparse por las bacterias, el cloro, ni el flúor.

EL HÁBITO DE FUMAR

Voy a ser muy franco con usted: si usted fuma y no abandona ese hábito, morirá prematuramente. Los estudios demuestran que los fumadores mueren como promedio diez años antes que los no fumadores. Y no suele ser una agonía fácil, sino horrenda y penosa. Es un hecho reconocido que el hábito de fumar puede desembocar en cáncer y enfermedades cardiovasculares. Se le ha llamado «la causa principal de muerte prematura y evitable», y contribuye a más de medio millón de decesos anuales en este país.

Cuando se inhala el humo de un cigarrillo miles de sustancias químicas tóxicas y venenosas ingresan al organismo. Algunas de éstas se encuentran en forma natural en el tabaco, y otras se crean cuando se queman el tabaco y el papel. Por mencionar sólo algunas, el humo del cigarrillo contiene amoniaco, acetona, cianuro de hidrógeno y formaldehido. También contiene polonio, una toxina radioactiva. Quienes fuman más de un paquete de cigarrillos al día reciben en un año una dosis radiactiva de polonio equivalente a más de 100 radiografías.

La brea en el humo del cigarrillo es letal. No sólo se ha demostrado que causa el cáncer de los pulmones, sino que también recubre la superficie de éstos, evitando que el cuerpo obtenga suficiente oxígeno. La mayoría de los fumadores desarrollan en algún momento enfisema, cáncer del pulmón, y /o enfermedades cardiovasculares. Las sustancias químicas tóxicas en el humo del cigarrillo dañan las membranas celulares, ocasionando en la célula mutaciones que devienen en cáncer.

El contenido de nicotina en el humo del cigarrillo constriñe los vasos sanguíneos del cuerpo, haciendo aumentar en unos 20 puntos la tensión arterial. Hace unos años, realicé un ensayo para averiguar la magnitud del aumento de la presión arterial después de fumar. La lectura promedio anterior era de 128/84. Inmediatamente después de fumar un cigarrillo, la presión se elevó a 140/96. Unos quince minutos más tarde, había regresado a la normalidad. Imagínese cómo puede afectar al corazón el ascenso y descenso constante de la tensión arterial a lo largo del día.

He visto de primera mano cuán adictiva puede ser la nicotina. Yo mismo fui adicto durante 16 años. También he estudiado a adictos a la heroína en proceso de rehabilitación. Les he visto sufrir más abandonando el vicio de la nicotina que durante el proceso similar con la heroína. También he visto a adictos a la cocaína llorar por un cigarrillo, anhelando más la nicotina que la propia cocaína. La primera parece ser una droga más adictiva que algunos narcóticos prohibidos, y sin embargo sigue siendo legal.

Las mujeres gestantes no deben fumar. Se ha demostrado que las sustancias químicas tóxicas derivadas pueden ser transferidas al feto en desarrollo. La nicotina también puede restringir el flujo de sangre a la criatura en formación, lo cual resulta en un bajo peso corporal al nacer. Los infantes expuestos al humo del cigarrillo tienen tres veces más probabilidades de morir del Síndrome de Muerte Infantil Súbita. Y los que son expuestos al humo de segunda mano son más susceptibles de contraer infecciones, asma, y bronquitis.

Nosotros controlamos nuestra salud. Si queremos estar saludables, debemos dejar de admitir en nuestros organismos sustancias químicas tóxicas, trátese de alimentos, bebidas o humo.

DIETAS DE MODA

Todos quieren una solución rápida. Son incontables las veces que he escuchado decir: «¿Cuál es la mejor píldora para bajar de peso?» Y sin embargo no les puedo culpar por hacer tan ridícula pregunta; después de todo, a diario nos bombardean con anuncios donde nos dicen que tal o cual suplemento o fórmula mágica es la respuesta definitiva para bajar de peso. ¿No sería perfecto que uno pudiera tomar determinada píldora, y volverse súbitamente esbelto? Desafortunadamente, los estadounidenses gastan millones de dólares en las últimas dietas de moda y en píldoras para bajar de peso, pero los índices de obesidad continúan aumentando. En los últimos diez años, la cantidad de dinero invertida en dietas se ha duplicado, mientras que la obesidad ha aumentado en 10 por ciento. La gente continúa enamorándose de la última dieta truculenta, con la esperanza de que quizás algún día funcione. Lamentablemente, ese día nunca llega. A nadie le gusta escuchar que debe cambiar su estilo de vida.

Recientemente vi un anuncio de un producto dietético que prometía la posibilidad de rebajar cinco kilos en dos días. Verifiqué con un amigo que trabaja en la industria de los productos de salud, y me dijo que el del anuncio estaba volando de los estantes. «Es la última dieta milagrosa», me dijo. ¿Cinco kilos en dos días? Yo tenía que comprobarlo. Tomé una botella del jugo milagroso y leí cuidadosamente lo escrito con letra pequeña en la etiqueta: «Para lograr mejores resultados, no consuma alimentos». Veamos: millones de personas pagan casi 30 dólares por una botella de jugo que les recomienda no comer en dos días. Este es sólo uno entre cientos de ejemplos de información desorientadora en el negocio de los suplementos nutritivos. Por supuesto que, si usted no come en dos días, bajará de peso. Pero ¿qué sucederá al tercer día, cuando vuelva a comer? Obviamente volverá a aumentar. Estas dietas estilo yo-yo se están convirtiendo en una magna crisis nacional mientras todos continúan buscando la solución rápida. Se hace imprescindible un cambio de estilo de vida, incluyendo uno permanente en los hábitos alimentarios y del ejercicio.

Otra dieta que tampoco es santo de mi devoción es el popular régimen de poco consumo de carbohidratos. No sólo es otra solución temporal al problema, sino que también puede ser peligrosa. Nuestro organismo necesita los carbohidratos: punto. No son ellos en sí la razón de que aumentemos de peso, sino la *cantidad* y el *tipo* de carbohidratos que ingerimos. Los gurús de las dietas nos aconsejan eliminar los carbohidratos de nuestra alimentación porque nos engordan. Parece magnífico: puedo comer todas las carnes grasientas que desee; sólo que no puedo comer pan. Es sólo otra solución rápida. ¿Por cuánto tiempo puede usted hacer una dieta que permite comer hamburguesas con queso, pero no pan, salsa de tomate ni papas fritas? Como ya dije, no son los carbohidratos los que nos engordan, sino su cantidad y tipo. Necesitamos los carbohidratos para obtener energía. Nuestro cuerpo prefiere usarlos con ese fin porque son combustibles que arden limpiamente. Quienes proponen la dieta baja en carbohidratos nos dicen que podemos obtener de las proteínas toda la energía necesaria. Es cierto que el organismo puede convertir las proteínas en glucosa para producir energía, pero el proceso no es tan puro. El residuo de convertir proteínas en glucosa es el amoniaco, una toxina. Para producir energía, el cuerpo humano utiliza la glucosa que obtiene de los carbohidratos, y ésta constituye la única fuente de combustible del cerebro.

Otro peligro de las dietas bajas en carbohidratos es el daño a los riñones. He visto muchos reportajes sobre problemas renales después que los clientes intentaron hacer una dieta baja en carbohidratos. La razón es la alta dosis de proteínas consumida. Cuando ingerimos demasiadas proteínas sometemos a un gran esfuerzo a los riñones. Nunca recomiendo sobrepasar los 75 gramos de proteínas diarios, pero quienes hacen estas dietas bajas en carbohidratos consumen rutinariamente 200 gramos al día o más. Eso es demasiada proteína, y puede causar más adelante problemas graves. Otra razón para abstenerse de hacer dietas que enfatizan las proteínas es la osteoporosis. Nos han dicho que esta condición se debe a una deficiencia en la ingestión de calcio, y que se resuelve tomando tabletas de éste. Pero lo cierto es que perdemos una enorme cantidad de calcio a diario debido a nuestras dietas. El consumo elevado de proteínas somete a tal esfuerzo a los riñones que éstos producen urea para excretar las proteínas. El calcio es muy atraído por la urea, y también es excretado con ella. Se calcula que las personas que hacen dietas altas en proteínas pierden más de 1000 mg de calcio por día.

La respuesta no está en reducir los carbohidratos y comer más proteínas. Eso es apenas otra solución rápida y transitoria. Como verá en el siguiente capítulo, para vivir saludablemente necesitamos los carbohidratos. En la Dieta Blair, ingerimos la cantidad y tipo apropiados de carbohidratos para bajar de peso y sentirnos bien.

ESTRÉS E INACTIVIDAD

De cuando en cuando, me someto a un ayuno de televisión y computadora. Durante unos días no veo noticiarios ni leo la prensa, y tampoco enciendo mi computadora. Durante el ayuno, y después, me siento maravillosamente; puedo percibir cómo baja en mi vida el nivel de estrés. La estadounidense es una sociedad estresada. Vivimos en un mundo apresurado, con plazos que cumplir y poco tiempo para descansar. El estrés es un importante contribuyente a la mayoría de las enfermedades, incluyendo la irritabilidad en los intestinos, un sistema inmune debilitado, hipertensión, y enfermedades cardiovasculares.

En algunos lugares del mundo, la gente vive rutinariamente más de 100 años, pero ni piense en comprar un boleto aéreo para viajar a estos sitios. Como podrá comprobar, los lugares donde las personas viven tantos años no tienen aeropuertos. En esos rincones del mundo no existen televisores, computadoras, ni rascacielos. Y en algunos ni siquiera hay electricidad. En otras palabras, no sufren el estrés de la tecnología.

Debemos desacelerarnos y relajarnos. Yo alivio mi estrés no tomando una píldora, sino apagando el televisor y saliendo a dar un paseo. También lo hago orando. Pasar un rato hablando con Dios en silencio me resulta muy relajante.

Cuando era niño, mis amigos y yo jugábamos todos los días después de la escuela. Nos impacientábamos por salir a jugar fútbol o béisbol, o por montar bicicleta en el vecindario. A veces yo atrasaba mi reloj para tener alguna excusa cuando llegara tarde a cenar. No nos gustaba quedarnos encerrados. ¿Cuándo fue la última vez que usted vio en su barrio a un grupo de muchachos jugando en la calle? Actualmente, los niños llegan a casa de la escuela y se van directamente a la computadora. Después de varias horas haciendo Dios sabe qué en esa máquina, ven televisión por un rato. Luego, antes de irse a la cama, vuelven a la computadora. Mientras dura esta inactividad, comen barras de confituras y papas fritas, y beben gaseosas. Los índices de obesidad infantil y adulta nunca han sido tan altos como hoy. Padres, es hora de desconectar el televisor y la computadora y empujar a sus hijos a que salgan afuera a jugar. Para la mayoría de ellos, esto puede parecer desusado. ¿Qué quiero decir con «salir afuera a jugar»? Pues que se vayan a explorar el bosque, a jugar baloncesto o a montar bicicleta. (¿Todavía tendrán bicicletas los niños?) En otras palabras, que salgan a hacer ejercicio. Todavía no es demasiado tarde para tener hijos sanos.

También los adultos necesitan escapar de los aparatos tecnológicos que llenan la casa y hacer un poco de ejercicio. En un capítulo posterior le mostraré cómo empezar. Durante mi práctica profesional he conversado con muchos ancianos. Algunas de las historias que he escuchado me asombraron. Muchos nonagenarios, hombres y mujeres, me han explicado el secreto de su longevidad. Le atribuyen el mérito a una sola cosa: el ejercicio. Me han contado que se levantan cada mañana de la cama a hacer algo. Trabajan en el jardín, caminan, o van a bailar. La actividad física es absolutamente necesaria para una vida larga y saludable.

LA MEDICINA MODERNA

«Deje las medicinas en el mortero del farmacéutico si puede curarse comiendo».

«Deje que sus alimentos sean su medicina y que su medicina sea lo que come».

Estas son sólo dos entre muchas citas que encontramos en las enseñanzas de Hipócrates, el padre de la medicina moderna. Aunque fundó la medicina moderna y a los graduados de medicina se les exige hacer un juramento que lleva su nombre, muy pocos médicos conocen hoy las enseñanzas de Hipócrates. Sucede que la medicina moderna se ha alejado de la naturaleza y de la sanidad en favor de los fármacos y las ganancias. Permítame comenzar diciendo que no estoy contra los medicamentos. Creo que existe un lugar definido para los médicos, y doy gracias a Dios por ellos. Con las vacunas, hemos erradicado muchas enfermedades mortales. Si sufriera un accidente de tránsito o un infarto cardiaco, no vayan a llevarme a una tienda naturista; llévenme al médico. La medicina moderna es excelente salvando nuestras vidas en emergencias, pero en lo que se refiere a prevención tiene un pobre historial. La palabra «doctor» quiere decir «maestro», y creo que para eso deben ser entrenados los doctores. Deben enseñarnos a ser sanos y prevenir la enfermedad. Yo escogí hacer eso con mi vida.

Nuestro organismo fue diseñado por Dios para hacer uso de los alimentos como nutrición y medicina. Cualquier otra cosa es tóxica para el hígado. Algunos fármacos son más tóxicos que otros, pero todos lo son. Hasta principios del siglo XX, los médicos prescribían hierbas naturales para tratar las enfermedades. Luego llegó la tecnología capaz de aislar ciertas sustancias de estas hierbas y reproducirlas en los laboratorios. El científico podía entonces patentar su versión sintética y hacer dinero. En los últimos 100 años nos hemos alejado de la curación natural en la medida en que la industria farmacéutica ha amasado grandes fortunas. Reitero que no estoy totalmente contra los medicamentos recetados y, creo que tienen un lugar en la medicina, pero se recetan en exceso. De hecho, a pesar del gasto de miles de millones de dólares anuales en atención médica y medicinas, los índices de las enfermedades cardiovasculares, el cáncer, y la diabetes aumentan cada año. Mi criterio es que la mayoría de las afecciones pueden ser aliviadas con una dieta apropiada, medicina verde y cambios en el estilo de vida. El problema es que las plantas no pueden ser patentadas, y las compañías farmacéuticas perderían una fortuna si los médicos enseñaran verdaderamente a sus pacientes a llevar una vida sana.

Creo que a la mayoría de los organismos gubernamentales les preocupan más el dinero y el poder que proteger a la población. Y la Administración Federal de Fármacos y Alimentos (FDA) no es la excepción. Hace unos años la FDA manejaba documentos según los cuales un nuevo fármaco contra la diabetes, el Rezulin, podía causar un envenenamiento mortal del hígado. Según un artículo publicado por el diario *Los Angeles Times* (21-03-2001), a pesar de esas preocupaciones el proceso de aprobación de la droga se aceleró. A consecuencia de la ingestión de Rezulin fallecieron unas 300 personas, y sólo entonces fue sacada del mercado. Por cierto, el médico de la FDA que apresuró la aprobación del Rezulin trabaja ahora con la compañía que fabricaba el medicamento. Este es sólo uno entre cientos de ejemplos de corrupción en la medicina moderna. ¿Quién está realmente protegiéndonos? Como ya he dicho, todos los fármacos son tóxicos, potencialmente peligrosos, y tienen muchos efectos secundarios. La revista médica *Journal of the American Medical Association* calcula que más de 100.000 personas mueren cada año a consecuencia de reacciones adversas a los medicamentos indicados por sus médicos. He visto otros cálculos de hasta 250.000 muertes debidas a drogas adquiridas con receta médica. Creo que es hora de asumir un enfoque diferente. Sólo nuestro cuerpo tiene la capacidad de sanar. Ningún fármaco, ningún médico, puede curarle. Usted debe proveer a su cuerpo las herramientas necesarias e idóneas para que se cure a sí mismo. Estas son: una nutrición apropiada, medicina natural y cambios en el estilo de vida; las mismas que Hipócrates enseñaba a sus pacientes y alumnos.

Si cree que un hospital es el lugar ideal para curarse, piénselo dos veces. Los hospitales son sitios inmundos donde prosperan los gérmenes y las infecciones. De hecho, cerca de 90.000 personas mueren cada año por infecciones con estafilococos que contrajeron mientras se encontraban hospitalizadas. Pero, como nutricionista, mi preocupación principal en torno a los hospitales es la alimentación. Evidentemente, nadie en un hospital sabe que, para sanar, un enfermo necesita una alimentación sana. Lo típico es que los pacientes reciban raciones consistentes en carnes sumamente procesadas, vegetales enlatados anegados en sodio, y jugos de frutas con abundante azúcar. Por supuesto que estas raciones vienen repletas de aceites hidrogenados, grasas saturadas y MSG. Estos no son los nutrimentos que se requieren para curarse. Si usted fuera tan infortunado como para ir a dar a un hospital, ponga las comidas programadas a un lado y aliméntese con frutas y verduras frescas. Es asombroso cómo el cuerpo humano es capaz de curarse a sí mismo cuando se le proveen los nutrimentos necesarios. Como podrá ver en el siguiente capítulo, para recobrar su salud el organismo necesita de las vitaminas y enzimas vivas.

CAPÍTULO TRES

El proyecto de la dieta Blair

¿Forma usted parte de los millones de personas hartas de todas esas dietas de moda que simplemente no funcionan? Muchas de estas dietas populares le ayudan a bajar de peso, pero son difíciles de mantener por un periodo prolongado. Una vez que usted las abandona, los kilos regresan, porque el problema esencial no ha sido atendido. La dieta norteamericana típica es la peor del mundo por sus consecuencias de obesidad y enfermedades. De 1990 a 2000, los estadounidenses duplicaron sus gastos en dietas de moda y suplementos dietéticos. Durante ese decenio, la obesidad se incrementó en 10 por ciento, lo que evidencia que necesitamos un nuevo enfoque. En este capítulo, describiré la dieta que, según he comprobado, es la más sana del mundo. Este régimen no sólo le ayudará a bajar de peso y mantenerse en forma, también brindará a su cuerpo los nutrimentos requeridos para evitar las enfermedades y combatirlas. Continuamos ahora nuestro viaje hacia una vida saludable aprendiendo los elementos de una nutrición apropiada. Comenzaremos tomando un curso rápido de nutrición. Examinaremos los nutrimentos necesarios para la vida y luego pasaremos a la dieta apropiada para bajar de peso y evitar las enfermedades.

PROTEÍNAS

Las proteínas son los bloques de construcción para el crecimiento del cuerpo humano. Se necesitan para producir enzimas, hormonas y células inmunes. Son también los bloques de construcción de los tejidos y se precisan para la reparación de éstos. Las proteínas pueden ubicarse en dos categorías: completas e incompletas. Los críticos de las dietas vegetarianas dicen que quienes no comen carne no ingieren suficientes proteínas, debido a que la carne es la única fuente de proteínas completas. Este último término significa que la proteína contiene todos los aminoácidos que la componen. Es cierto que las proteínas animales son completas y las otras, incompletas. Las primeras se encuentran en la carne de los animales, los huevos, y la leche. Las proteínas incompletas se hallan en las legumbres, nueces, arroz, semillas, guisantes, maíz y verduras. Los vegetarianos no se desesperan. Es posible obtener todos los aminoácidos necesarios para conformar una proteína completa consumiendo sencillamente varios alimentos juntos que las provean. Por ejemplo, cuando usted come arroz y frijoles, tiene una proteína completa. Al combinar nueces con arroz o frijoles también se obtiene una proteína completa. Más adelante se dará cuenta de que los frijoles, las nueces, y el arroz son una parte importante de la Dieta Blair.

Si bien las proteínas tienen muchas funciones importantes en el organismo, la mayoría de los norteamericanos las consumen en demasía. En general, recomiendo no sobrepasar los 75 gramos de proteína diarios. En un día promedio, acostumbro consumir unos 50 gramos de ellas. Esto me parece suficiente para reconstruir y reparar los tejidos y para producir enzimas y hormonas. La dieta estadounidense típica contiene hasta 200 gramos de proteína diarios. Demasiadas someten a un gran esfuerzo a los riñones, los cuales deben encargarse de filtrar el excedente. He visto a personas hospitalizadas con los riñones dañados debido a un alto consumo de proteínas. Cuando los riñones se encuentran sobrecargados de éstas, producen urea para excretar las sobrantes. Pero la urea ejerce una atracción considerable sobre el calcio, el cual también es excretado. Y así, cuando consume demasiadas proteínas no sólo está usted sobrecargando a sus riñones, sino que está perdiendo el valioso calcio. Mi conclusión es ésta: a menos que necesite cuotas extra de proteínas para recuperarse de una cirugía u otra condición médica, a usted no le hacen falta en realidad más de 75 gramos diarios. Aléjese de esas dietas altas en proteínas. Pueden hacerle más daño que bien.

CARBOHIDRATOS

Los carbohidratos se han convertido últimamente en un tabú para el más reciente grupo de gurús de las dietas. Y es que son la fuente de energía preferida por el organismo. Los carbohidratos se encuentran principalmente en los alimentos de origen vegetal y se dividen en dos categorías: simples y complejos. Los carbohidratos simples son moléculas de azúcar de cadenas cortas que incluyen los azúcares frutales, el azúcar de mesa, y el azúcar de la leche, por mencionar algunos. Los carbohidratos complejos son moléculas de cadenas largas e incluyen a los vegetales fibrosos, granos, y legumbres.

La diferencia básica es que los carbohidratos simples se descomponen rápidamente en el tracto digestivo, elevando los niveles de azúcar en la sangre. Los complejos se descomponen lentamente y por tanto no incrementan rápidamente los niveles de azúcar. Son los preferidos para bajar de peso y para una salud óptima.

Los carbohidratos se descomponen en el organismo como glucosa. La glucosa es su combustible principal, y el único del cerebro. Es utilizada por el cuerpo para producir energía a medida que la necesita, y cualquier excedente es almacenado como grasa por el hígado. Así, el truco para mantenerse en forma y saludable consiste en no consumir demasiados carbohidratos a la vez. No necesitamos, como creen algunos, eliminar carbohidratos; sólo necesitamos comer el tipo y porción apropiados. Los carbohidratos simples que se encuentran en los alimentos procesados, las galletas dulces, los caramelos, las gaseosas y los jugos pueden conducir a la obesidad y la diabetes. Los complejos, que se encuentran en los vegetales, granos, y legumbres no ocasionan un aumento de peso si se consumen en pequeñas cantidades durante el día. Y por supuesto, los vegetales son necesarios para prevenir las enfermedades. Le recomiendo que la mayoría de las calorías que obtenga de su dieta provengan de carbohidratos complejos.

GRASAS

Durante la mayor parte de nuestras vidas se nos ha dicho que debemos alejarnos de las grasas, y si bien la dieta norteamericana típica contiene demasiadas, las grasas son necesarias para la vida. Resultan especialmente importantes durante la infancia, pero deben ser el tipo apropiado. Necesitamos las grasas para garantizar un desarrollo adecuado del cerebro y el sistema nervioso. Como he dicho anteriormente, ciertas grasas son perjudiciales y otras son esenciales para la vida. A éstas se les llama ácidos grasos esenciales, y lo son, debido a que nuestros cuerpos no pueden producirlos. Debemos obtenerlos a través de la dieta, la cual contiene típicamente demasiadas grasas saturadas de origen animal y muy pocas grasas esenciales, si es que alguna. La más sana de todas las grasas esenciales es la omega-3, que se encuentra en los peces de agua fría como el salmón y las sardinas. También se puede encontrar la omega-3 en las semillas de linaza, pero se prefiere el aceite de pescado. Las grasas esenciales se emplean en casi todas las funciones del organismo, desde la inmunidad hasta la regulación del ritmo cardiaco.

El cuerpo humano necesita de las grasas para crecer adecuadamente. Ellas son responsables de crear las membranas celulares. Cuando existe un buen suministro de ácidos grasos omega-3, las membranas celulares son fluidas y lisas. Esto permite que los nutrimentos ingresen fácilmente a la célula, mientras se mantiene a raya a los invasores. Sin embargo, cuando el organismo es obligado a utilizar las perjudiciales grasas saturadas, dichas membranas se vuelven rígidas. Y cuando esto sucede la célula no puede continuar protegiéndose ni creciendo apropiadamente, lo cual resulta en una célula mutante. Las grasas beneficiosas son imprescindibles para una adecuada división y crecimiento celulares.

Los ácidos grasos esenciales también son necesarios para la producción de prostaglandina. Estas son sustancias de tipo hormonal que ayudan a regular la función inmunológica y el nivel de colesterol en la sangre, así como a combatir la inflamación. También colaboran en la producción de otras hormonas corporales. Se ha demostrado que las grasas saturadas de origen animal conllevan a enfermedades, en tanto que las saludables omega-3 ayudan a prevenirlas. Para optimizar su salud, procure evitar en lo posible las grasas saturadas de origen animal. Yo obtengo del pescado, las legumbres, y las almendras todos los ácidos grasos que mi organismo requiere para mantenerse sano. Sin embargo, más adelante en éste capítulo verá que ocasionalmente me desvío y me alimento desordenadamente. Pero no considero un engaño desviarme de mi dieta normal; sino un gusto especial que me consiento una vez cada varias semanas.

Veamos ahora los aceites de cocina. Estos son, por supuesto, también grasas, y unos son mejores que otros. Lo peor para cocinar es indudablemente la manteca de cerdo o cualquier grasa sólida. La mayoría de los estadounidenses cocinan con aceite de maíz u otras grasas poliinsaturadas. Dichos aceites son sin duda una mejor alternativa que la manteca, pero tampoco son lo mejor. Mis favoritos, y los aceites más sanos para cocinar, son los monoinsaturados, como el aceite de oliva. Tanto las grasas poliinsaturadas como las monoinsaturadas pueden reducir los niveles de colesterol, pero las últimas son preferibles. Las poliinsaturadas tienden a reducir todo el colesterol, incluso el bueno (HDL); en tanto que las monoinsaturadas sólo tienen a bajar el colesterol malo (LDL). Un organismo sano demanda un alto nivel de HDL, ya que éste actúa como barrendero y escolta al LDL excedente hacia el hígado, donde es desechado. Si necesita aceite de cocina, escoja el de oliva: su corazón se lo agradecerá.

ENZIMAS

Las enzimas representan algunos de los más importantes elementos de la vida, y sin embargo la mayoría de los estadounidenses apenas las consumen en su dieta. Las enzimas son la fuerza laboral del organismo y participan en todas sus funciones. Todas las células, tejidos, y órganos son regulados por ellas. Como puede ver son extremadamente importantes, pero ¿qué son? Una enzima es una molécula energetizada que desempeña en el organismo una función específica. Por ejemplo, algunas digieren los alimentos que usted come; otras, participan en el funcionamiento del sistema inmunológico; y otras más están involucradas en la construcción de tejidos y hormonas. Sin las enzimas, ningún tejido vivo podría sobrevivir.

Nacemos con enzimas suficientes para ejecutar las funciones metabólicas del organismo, pero la mayoría de los norteamericanos tienen un déficit de ellas. Y la razón es la dieta, por supuesto. Nuestros cuerpos fueron diseñados para comer frutas y vegetales crudos que contienen las enzimas vivas requeridas para una buena digestión. La mayoría de los estadounidenses sólo comen alimentos cocidos, los cuales, como verá más adelante, no contienen enzimas. Éstas son muy delicadas, y el calor las destruye. El comer alimentos cocidos obliga al cuerpo a movilizar las enzimas de otras partes como el sistema inmunológico, a fin de poder descomponer y digerir la comida.

Este proceso no sólo desvía enzimas vitales que se necesitan para otras funciones corporales, sino que también ejerce un estrés extremo sobre el páncreas. Este órgano debe entonces solicitar a otras partes del cuerpo que presten enzimas al sistema digestivo. El constante y extremo esfuerzo del páncreas provoca un agrandamiento de la glándula y su gradual desgaste, lo cual conduce a enfermedades como la diabetes. A la mayoría de nosotros se nos ha dicho que la diabetes es una enfermedad que resulta de un alto consumo de azúcar. Claro que el azúcar desempeña un papel importante en su desarrollo, pero existen muchos otros factores. En la medida en que nuestros cuerpos continúan utilizando enzimas de otros "talleres" para digerir los alimentos, vamos agotando lentamente nuestra reserva enzimática, y las consecuencias son el envejecimiento prematuro, las enfermedades, y la muerte.

Nuestros cuerpos no fueron diseñados para trabajar tan arduamente en la digestión de los alimentos. Fueron diseñados para que consumiéramos una dieta rica en enzimas capaces de ayudar a digerir lo que comemos. Y entonces, ¿qué tipos de alimentos contienen enzimas? Pues las contienen todos los alimentos crudos, porque cuando se les somete al calor, sus enzimas mueren. Cualquier alimento cocinado, procesado o pasteurizado carece en cambio de ellas y es por tanto un alimento muerto. Sin las enzimas vivas, las vitaminas no tienen valor alguno. Un ejemplo excelente de esto es el jugo de naranja que se vende en los supermercados. Este contiene sin duda vitamina C, pero debido al proceso de pasteurización (calor) sus enzimas están muertas y las vitaminas son metabólicamente inútiles. Para beneficiarse de los numerosos nutrimentos que hay en los jugos de frutas, estos deben ser recién exprimidos y consumidos de inmediato. Nunca someta al calor sus jugos. Como he dicho anteriormente el organismo arrastra las enzimas de otras zonas para que colaboren en la digestión de los alimentos cocinados. Se ha demostrado que después de ingerir una porción de estos, el conteo de glóbulos blancos aumenta. Esto no sucede después de comer una porción de alimentos crudos. El incremento de los leucocitos se debe a que el páncreas les ha solicitado en préstamo sus enzimas para que ayuden en la digestión. Los glóbulos blancos contienen enzimas cuya función es destruir toxinas y bacterias y virus invasores. Es fácil comprender que si estas enzimas son llamadas a ayudar en la digestión en lugar de realizar su función original, el sistema inmunológico se debilitará. Las enzimas son un importante componente del sistema de defensas del cuerpo. Ellas destruyen las membranas celulares de las bacterias, hongos, y virus invasores. Un sistema inmunológico que funcione normalmente también las utiliza para ayudar a destruir células cancerosas. Mientras más enzimas suministremos a nuestro cuerpo comiendo alimentos crudos, más estarán disponibles para fortalecer nuestras defensas.

Al hacer una dieta de alimentos cocidos, obligamos a nuestros órganos a trabajar extra, y esto conduce a enfermedades. No sólo es posible vincular a una deficiencia enzimática las afecciones cardiovasculares, el cáncer y la diabetes, sino que también pueden resultar de ella otras enfermedades como la artritis. Moléculas de proteína mal digeridas pueden ingresar al torrente sanguíneo, establecerse en las articulaciones, y causar inflamación. Cuando están presentes en nuestras comidas, las enzimas se encargan de descomponer las proteínas e impedir que pasen a la sangre sin digerir. Se acoplan a sustancias extrañas y las destruyen. Pueden prevenir la obstrucción de las arterias ayudando a digerir adecuadamente las grasas antes de que tengan oportunidad de ingresar al torrente sanguíneo. Asimismo pueden ayudar a evitar la diabetes participando en una apropiada digestión de azúcares, y también pueden contribuir a prevenir la obesidad. Las enzimas regulan y mantienen nuestro metabolismo. Entre ellas, son responsables de la digestión la lipasa (grasas), la proteasa (proteínas) y la amilasa (carbohidratos).

Veamos qué papel desempeñan en la obesidad las dos primeras. La lipasa es la enzima responsable de descomponer la grasa, y no se halla presente en los alimentos cocidos. Esto significa que el organismo debe tomarla prestada de otras partes del cuerpo. ¿De dónde proviene normalmente? Proviene de la sangre, donde su función es descomponer y digerir la grasa en todo el cuerpo. Así, cuando no hay lipasa circulando en éste, las grasas son pobremente metabolizadas. Esto también conlleva a la acumulación de placa en las arterias y a la hipertensión arterial. He visto a algunas personas bajar de peso tras añadir enzimas a su dieta, lo cual les permite metabolizar apropiadamente las grasas. La amilasa es responsable de descomponer los carbohidratos y por supuesto tampoco está presente en los alimentos cocinados. Sin su presencia en la dieta, los azúcares no digeridos son absorbidos y pasan a la sangre. Entre otras cosas, esto descontrola los niveles de azúcar en la sangre, provocando deseos de comer algo dulce, así como el almacenamiento de grasas.

Resumiendo, las enzimas son necesarias para todas las funciones corporales, y la dieta típica norteamericana prácticamente no las contiene. La ausencia de enzimas en un régimen alimenticio resulta en mala digestión, acidez, reflujos, hipertensión y colesterol, diabetes, obesidad y debilitamiento del sistema inmunológico, por mencionar sólo algunas de sus consecuencias. No puede haber una salud óptima sin la presencia de las enzimas.

VITAMINAS Y MINERALES

Cuando usted piensa en las vitaminas y los minerales ¿qué se imagina? Lamentablemente la mayoría se imagina un frasco de plástico o de vidrio que contiene tabletas o cápsulas. Muchas personas, cuando se les pregunta dónde obtienen sus vitaminas, le dirán el nombre de una tienda local de productos de salud. Nuestros cuerpos fueron diseñados para utilizar los nutrimentos de las plantas, no para tomarlos en píldoras. Existen algunos casos en los que una vitamina concentrada en una píldoras puede ser útil, pero en la generalidad de los casos debemos obtenerlas de nuestros alimentos. Sé que esto va a contramano de todo lo que creemos en nuestra sociedad. Queremos comer lo que nos venga en gana y luego tomar una píldora mágica que nos proteja de las enfermedades y la obesidad, pero las cosas no son tan fáciles. Si así fuera, los miles de millones de dólares que gastamos cada año en vitaminas y medicinas estarían frenando el avance de las enfermedades, y no es así. Poner vitaminas en una tableta es sólo otra excusa para llevar un estilo de vida destructivo y comer desordenadamente.

Las vitaminas y los minerales, como los demás nutrimentos que hemos examinado hasta ahora, son esenciales para la vida. Ningún órgano o tejido puede vivir sin ellos, y deben ser adquiridos a través de la dieta. De hecho, una deficiencia de estos valiosos nutrimentos conduce a enfermedades. Por tal razón, la FDA ha establecido la dosis diaria recomendada (RDA por sus siglas en inglés) de cada vitamina. Debemos tener presente que estas pautas fueron desarrolladas para prevenir las enfermedades deficitarias, no para impedir todas las enfermedades.

Pienso que debemos obtener la mayoría de nuestros nutrientes de la alimentación. Me parece bien que tomemos vitaminas y minerales extra para reforzar los niveles de nutrimentos en el cuerpo, pero nunca como la única forma de obtenerlos. Las vitaminas que vienen en forma de píldora han sido separadas de los alimentos de los cuales se extrajeron. Al hacerlo, las vitaminas pierden su efectividad en el organismo. En los alimentos, existen cientos o miles de enzimas y cofactores que rodean a las vitaminas y que las activan en el organismo. Sin ellos las vitaminas están muertas y su efectividad es muy pobre. Si usted toma vitaminas suplementarias como lo hago yo, tómelas siempre con alimentos ricos en esa vitamina específica. Por ejemplo si va a tomar vitamina C, ingiérala con un alimento rico en vitamina C, como el brócoli. Tome su vitamina E con almendras, y su vitamina A (un complejo carotenoide) con vegetales de hojas verdes, batatas dulces, o zanahorias. Si logra encontrar en su mercado local vitaminas en alimentos enteros, decídase por ellas. Existen claras evidencias de que las vitaminas presentes en los alimentos son mucho mejor empleadas por el organismo. Y esto tiene perfecto sentido porque nuestros cuerpos fueron diseñados para obtener los nutrimentos de la alimentación.

Hablemos ahora de los minerales, nutrimentos que son también necesarios para la vida y que están bastante ausentes de la dieta típica norteamericana. La mayoría de las personas consideran al calcio un mineral importante debido a que ayuda a formar huesos fuertes. Y por supuesto, la mayoría cree que puede sencillamente ir a su tienda local y comprar un frasco de calcio para obtener todo el que necesitan.

La palabra "suplemento" es importante. Los que se compran en el mercado se supone que hagan eso: suplementar su dieta. Pero no son la única forma de obtener estos nutrimentos. Los minerales, como las vitaminas, se necesitan para todas las funciones corporales. El calcio y el magnesio no sólo construyen huesos fuertes, sino también regulan el ritmo cardíaco y la presión arterial, y son necesarios para el funcionamiento adecuado de los nervios y los músculos. La mejor forma de obtener calcio es a partir de alimentos como el brócoli, la espinaca, y otras verduras de hojas verdes. Las mejores fuentes de magnesio son las nueces, especialmente las nueces del Brasil y las legumbres. Necesitamos potasio para mantener equilibrados los importantes niveles de sodio / potasio. Se puede encontrar el potasio en los frijoles, las ciruelas pasas, y por supuesto, las bananas. El selenio, como verá en el próximo capítulo, es necesario para mantener elevados los niveles de glutationa en los tejidos. Ello puede impedir que las enfermedades invadan las células, lo cual puede resultar en cáncer. De hecho, los estados norteamericanos con los mayores niveles de selenio en sus suelos tienen las tasas más bajas de cáncer. Las mejores fuentes de este poderoso antioxidante son los vegetales cultivados en suelos ricos en selenio. Desafortunadamente los suelos de Norteamérica han sido privados de gran parte de su contenido mineral. Fuentes excelentes de selenio son las nueces del Brasil, los huevos, y el arroz integral. Un par de nueces del Brasil provee casi tanto selenio como el que se encuentra en forma de suplemento, unos 200 mcg. Apenas he tocado en este capítulo algunas de las vitaminas y los minerales. Necesitamos toda la gama de ellos para llevar una vida sana. Lo esencial es esto: procure obtener tantos nutrimentos como pueda de su alimentación, y luego complete su dieta con suplementos a fin de elevar sus niveles en su organismo si lo cree necesario. Siguiendo la Dieta Blair considero que yo tengo la mayoría de los nutrimentos de lo que como. Como podrá ver más adelante, todo lo que he expuesto en este capítulo hasta ahora puede obtenerlo el cuerpo con la Dieta Blair.

HORTALIZAS CRUCÍFERAS

La base de la Dieta Blair consiste en frijoles, arroz integral, y hortalizas crucíferas. Todos los vegetales son vitales, pero las hortalizas crucíferas podrían ser las abuelas de todos. Esta familia provee al cuerpo humano con nutrimentos que se ha demostrado ayudan a prevenir y combatir el cáncer y las enfermedades cardiovasculares. Como usted verá, si sigue mi dieta consumirá varias veces por semana la más poderosa de todas las hortalizas crucíferas: el brócoli. Éste contiene una gran cantidad de vitamina C, calcio y fibra. También, un poderoso nutrimento que previene el cáncer, llamado sulforafán. El brócoli es asimismo una excelente fuente de la vitamina del complejo B conocida como ácido fólico. Necesitamos el ácido fólico a fin de mantener bajos en la sangre los niveles de homocisteína, reduciendo así el riesgo de enfermedades del corazón. A fin de hacer más biodisponibles los nutrimentos del brócoli, me gusta hacerlo al vapor (no cocinarlo) antes de comerlo. Otras poderosas hortalizas crucíferas son las coles de Bruselas, la col, la berza y la coliflor. Coma cada semana varias porciones de estos vegetales para que pueda prevenir las enfermedades y sentirse bien.

HORTALIZAS DE HOJAS VERDES

El verde es el color más poderoso del planeta. Las hortalizas verdes y de hojas verdes son los alimentos más poderosos y nutritivos y deben formar parte de una dieta sana. La lista de las hortalizas de hojas verdes incluye la lechuga romana, el perejil, y mi favorita, la espinaca. En cambio, las cabezas de lechuga que compramos en los mercados locales no pertenecen a esta categoría de alimentos de gran valor nutritivo. Las hortalizas de hojas verdes contienen un pigmento llamado clorofila que posee grandes propiedades curativas. Contienen asimismo altos niveles de carotenos, vitaminas B y calcio. La espinaca es la mejor fuente de calcio, pero debe comerse cruda. Si se la cocina, el calcio dejará de estar disponible para el organismo. Me gusta agregar hortalizas de hojas verdes a los jugos de vegetales frescos. Acostumbro poner espinaca cruda en el extractor de jugos junto con zanahorias y manzanas. También considero una hortaliza de hojas verdes a las espigas de cebada. Estas, como también las espigas de trigo, son una fuente excelente de vitaminas vivas y enzimas. Lo esencial es esto: debe comer o beber cada día una buena cantidad de hortalizas verdes. La Dieta Blair consta de muchos colores, pero ninguno es más importante que el verde.

FRIJOLES

Considero los frijoles un alimento casi perfecto. Son una parte importante de la Dieta Blair y deben comerse en pequeñas porciones varias veces al día. Yo como frijoles casi todos los días. Más adelante verá que los empleo como sustitutos de la carne en varias recetas. Los frijoles son una fuente excelente de proteína, carbohidratos, y grasas sanas. Tienen un alto contenido de fibra y vitaminas del complejo B.

Sin embargo, la proteína presente en los frijoles no es completa; le falta un par de aminoácidos esenciales. Pero sí es muy biodisponible, y cuando se la combina con arroz integral o nueces se convierte en una proteína completa. Yo considero que puedo obtener suficientes proteínas de los frijoles, el arroz y las nueces. Los primeros contienen vitaminas B naturales, especialmente el ácido fólico, tan beneficioso para el corazón, y su alto contenido de fibra los convierte en un carbohidrato perfecto.

Como hemos visto anteriormente, algunos "gurús de las dietas" creen que los carbohidratos no son necesarios, y han convencido a millones de personas para que dejen de comerlos como una vía para bajar de peso. Han hecho millones de dólares promoviendo en sus libros una dieta nada saludable. Estos planes, como ya he dicho, funcionan durante un tiempo, pero es imposible mantenerse en ellos por un tiempo prolongado, y no son beneficiosos para la salud. ¿Por qué son tan perfectos los carbohidratos de los frijoles? La respuesta es simple: contienen gran cantidad de fibra. Los carbohidratos se convierten en grasa solamente cuando no está la fibra presente para frenar la liberación de glucosa en el torrente sanguíneo. Como los frijoles contienen tanta fibra, sus carbohidratos se descomponen lentamente en el cuerpo, y no afectan por tanto los niveles de azúcar. No tiene que preocuparse por el peso cuando come frijoles. Su contenido de carbohidratos y fibra es la fuente perfecta de energía para el organismo. Y por supuesto, su fibra ayuda a mantener limpio el colon.

Ya he mencionado que los frijoles son también beneficiosos para el corazón debido a su ácido fólico, que mantiene bajos los niveles de homocisteína. La dosis diaria de ácido fólico recomendada para lograr este efecto es de 400 mcg. La mayoría de los frijoles, especialmente los colorados tipo caballero, proveen alrededor de 200 mcg por taza. También se ha probado que la fibra de los frijoles mantiene bajo el nivel de colesterol, y si come a diario frijoles y avena, los efectos de la fibra serán aún mejores. Los frijoles son asimismo una buena fuente de magnesio, mineral necesario para la salud del corazón.

El alto consumo de proteína en la dieta típica estadounidense está contribuyendo a la osteoporosis. Creo que debemos limitar la ingestión de proteínas a 75 gramos diarios o menos, idealmente 50 gramos. Los frijoles son una forma excelente de obtener proteínas de calidad sin excedernos. Sus riñones le agradecerán que reduzca su ingestión de proteínas.

Existen muchos tipos de frijoles. Los más nutritivos de todos son los colorados tipo caballero o judías de España.

Estos contienen la mayor cantidad de vitaminas y fibra. Otros frijoles sanos son las judías, las habas limas, y el maní o cacahuate. Sí, escuchó bien: el maní pertenece a la familia de las legumbres, no a la de las nueces. Y por supuesto también está la soja o soya.

Hemos llegado a una parte de este libro en la que usted estará totalmente confundido. Durante muchos años, hemos escuchado hablar de los muchos y casi mágicos beneficios del frijol de soya. Todas las tiendas de productos de salud se han incorporado a la corriente y venden toneladas de proteína de soya, generalmente en forma de polvo o como hamburguesas de soya, y claro, también como píldoras mágicas. Se nos ha dicho que la soya es capaz de prevenir todas las enfermedades, desde el cáncer hasta las cardiovasculares y la menopausia. Las investigaciones que han llevado a todo el mundo a promover la soya como una verdadera panacea provienen de Asia. Lo que la mayoría de las personas desconoce es que, para que sea sana, la soya debe estar fermentada. Típicamente, los asiáticos tienen tasas más bajas de enfermedades del corazón y cáncer, pero ellos comen soya fermentada. Esta ha sido ya predigerida, y es la única forma en que el organismo puede aprovechar la soya. Si no están fermentados, los frijoles de soya son casi imposibles de digerir. Algunas investigaciones sugieren que este vegetal puede inhibir la solución de calcio y otros minerales, y suprimir la función de la glándula tiroides. Le recomiendo que se aleje de los polvos, hamburguesas y píldoras y obtenga su soya de la manera en que fue concebida para el consumo: fermentada. Si desea aprovechar los beneficios de la soya para la salud, cómala fermentada en forma de miso o tempeh varias veces por semana. Si de todos modos necesita adquirir un polvo o píldora, algunas compañías fabrican ahora polvos y tabletas de soya fermentada. Y como los frijoles de soya contienen la mayor cantidad de proteínas, cuídese de no exceder los 50 a 75 gramos diarios.

EN SUS MARCAS: LA DIETA

Un viejo dicho, "Las mujeres y los niños primero", se aplica a la Dieta Blair. Si queremos convertirnos en una sociedad saludable, debemos cambiar gradualmente la dieta y el estilo de vida de las mujeres gestantes y los niños. A estos últimos se les pone en la ruta de las enfermedades desde muy temprano, generalmente aun antes de nacer.

Para la salud del feto que crece y se desarrolla dentro del útero es vital que la madre siga una dieta que garantice un adecuado desarrollo. Debe asegurarse de consumir suficientes grasas omega-3, a fin de asegurar un buen desarrollo del cerebro y el sistema nervioso. También debe consumir suficientes proteínas para asegurar el desarrollo de los tejidos, pero éstas no deben ir acompañadas de grasas saturadas. Como ya vimos en el Capítulo 1, la dieta del embarazo debe estar libre de peligrosos productos químicos como el Aspartame y el MSG. Estos reforzadores artificiales del sabor pasan fácilmente de la madre al feto, e inhiben un desarrollo adecuado del cerebro y el sistema nervioso. De hecho, durante el embarazo es preciso abstenerse de todo lo que mencionamos en el Capítulo 1.

Y entonces, ¿qué debe comer una mujer gestante? ¿Qué pasa si rompe la dieta de vez en cuando? Como verá, creo que no hay nada de malo en desviarse algunas veces de la dieta, con tal de que tenga suficiente voluntad para no regresar a los malos hábitos. Para mí, la Dieta Blair es la más saludable del mundo. Considero que es beneficiosa para todos, desde antes de nacer hasta la adultez, pasando por la infancia; si usted la sigue puede estar seguro de que estará obteniendo los nutrimentos necesarios para una buena salud. En el caso de las mujeres embarazadas, pueden obtener las grasas saludables, las proteínas, y las vitaminas necesarias para el desarrollo de su bebé. Cuando éste ya ha nacido, deben mantener la dieta mientras estén amamantando. Esto asegurará que el infante siga recibiendo la nutrición apropiada para que el desarrollo continúe. La lactancia es ideal, por supuesto, por cuanto la madre puede pasar a la criatura proteínas especiales que sólo se encuentran en su leche, y asegurar así un crecimiento adecuado del sistema inmunológico. Por otra parte, la mujer que da el pecho mientras sigue la Dieta Blair tiene la seguridad de que su hijo está obteniendo el ácido graso más importante que se necesita para el desarrollo del cerebro: el DHA.

El DHA (ácido docosahexaenoico) es un componente principal del aceite de pescado omega-3. Es absolutamente necesario para un desarrollo idóneo del cerebro, los nervios, y los ojos en los infantes, y se recibe a través de la leche materna. En realidad, la leche materna es para ellos la única fuente de DHA en Norteamérica. Muchos países europeos le agregan hoy rutinariamente DHA a la fórmula infantil, pues comprenden su importancia. La FDA, sin embargo, no exige que las fórmulas contengan DHA, lo cual coloca a nuestros infantes aún más a la zaga del resto del mundo. Yo considero que una deficiencia de ácidos grasos omega-3, y especialmente del DHA, en la dieta de un infante, es una causa principal del Trastorno de Déficit de Atención e Hiperactividad (ADHD, por sus siglas en inglés). Hace 100 años, cuando la mayoría de los bebés eran amamantados y los niños no comían alimentos procesados, nadie había oído hablar de esta enfermedad. No creo que para controlar este trastorno los niños necesiten drogarse con los narcóticos ordenados por sus médicos.

No hace mucho hablé con la madre de un niño diagnosticado con ADHD. Me dijo que le habían recetado Ritalin, un narcótico similar a la cocaína que se utiliza para tranquilizar a los niños. Le pregunté si el médico había inquirido acerca de la dieta de su hijo o hecho algunas recomendaciones para una dieta saludable. Como era de esperar el doctor no había hecho referencia alguna a la dieta. Esto es típico del sistema médico moderno. Prefiere tratar los síntomas antes que las causas. La causa del ADHD en este niño no era una deficiencia de Ritalin; más bien se trataba de una deficiencia de ácidos grasos beneficiosos y /o exceso de azúcares y grasas hidrogenadas. Abundan las evidencias de que el DHA puede prevenir el ADHD.

Examinemos la dieta infantil típica. Consiste en grasosos alimentos procesados, papas fritas, caramelos y confituras, y gaseosas. De hecho, la mayoría de las escuelas públicas colocan máquinas expendedoras de gaseosas en sus pasillos, atragantando más de azúcar a nuestros hijo. En sorprende que muchos tengan sobrepeso y problemas del aprendizaje y la conducta. Varios estudios confirman que el azúcar no sólo conduce a la obesidad y la diabetes, sino que también conlleva a problemas de la conducta y deficiencias del aprendizaje. En un estudio realizado por la Universidad de Yale, se suministró a los niños meriendas azucaradas y luego se verificaron sus niveles de azúcar en la sangre. Según la encuesta, sus niveles de adrenalina continuaron aumentando durante cinco horas, hasta 10 por ciento por encima de lo normal. En otro estudio en Nueva York, las deficiencias del aprendizaje se redujeron 40 por ciento y el rendimiento académico aumentó 16 por ciento después que los investigadores limitaron las grasas y los azúcares y los reemplazaron con frutas y hortalizas. Durante este estudio, la conducta violenta se redujo en casi 50 por ciento. Entonces ¿por qué las escuelas públicas y la comunidad médica continúan ignorando las evidencias? Creo tener una idea, pero dejaré que usted decida por sí mismo.

LA DIETA

Si ha estado prestando atención hasta ahora, ya debe saber en qué consiste la Dieta Blair. La dieta más sana del mundo limita o descarta los alimentos dañinos que vimos en el Capítulo 1, tales como las grasas animales saturadas, el azúcar blanca, el MSG, el Aspartame y la leche. El segundo paso consiste en comenzar a incorporar gradualmente a su régimen alimenticio los que expusimos en el Capítulo 2, tales como las saludables grasas omega-3, carbohidratos complejos (especialmente los de las hortalizas crucíferas) y alimentos vivos. La Dieta Blair se compone de 70 por ciento de carbohidratos, 20 por ciento de proteínas, y 10 por ciento de grasas.

Sus más importantes ingredientes son los alimentos vivos. Una vez escuché decir a Jay Kordich lo siguiente: «Alimentos vivos equivalen a cuerpos vivos; alimentos muertos equivalen a cuerpos muertos y enfermedades». Es una forma muy simple de resumirlo. El cuerpo humano requiere de los alimentos vivos para mantenerse saludable. Si recuerda bien, los alimentos vivos son aquellos que no se han cocinado, y que por tanto todavía contienen enzimas activas. Como mencioné anteriormente, nuestros cuerpos fueron diseñados para obtener los nutrimentos de la comida, y éstos sólo se pueden aprovechar si las enzimas naturales se encuentran presentes. Para mantener cuerpos vivos debemos comer alimentos vivos.

La Dieta Blair es muy fácil de seguir para cualquiera, y como no se trata de una dieta de moda, es fácil continuar con ella de por vida. Bajo este régimen, usted hará cinco comidas ligeras al día. Ello le ayudará a regular el azúcar en la sangre y a acelerar el metabolismo para quemar grasas. Cada porción proveerá algunos carbohidratos complejos, con pequeñas cantidades de proteínas y grasas beneficiosas. Los carbohidratos complejos incluyen frijoles, nueces, arroz integral, y vegetales. Los frijoles y el arroz serán también una fuente proteínica de la dieta junto con el maíz, el pescado, y los huevos. Las grasas saludables serán aportadas por el pescado, las nueces, y los huevos.

Voy a explicarle cómo hago exactamente mi dieta. Este es el régimen que me ha permitido bajar cerca de 20 kilos y reducir en casi 50 puntos mi colesterol. Es la dieta que, junto con el ejercicio, me ha permitido recuperar y mantener mi salud y sentirme mejor que nunca. Usted puede alterarla para ajustarla a su estilo de vida y sus gustos, pero recuerde que es muy importante hacer seis comidas *ligeras* durante el día. Le recomiendo que las distribuya en intervalos de tres horas. Y claro, si lo necesita puede romper su dieta una vez a la semana. Veamos.

A las 7:00 a.m. bebo un vaso de ocho onzas de jugo de vegetales frescos, incluidos brócoli, espinaca, cebada, y zanahoria. Alrededor de las 10:00 a.m. como media taza de arroz integral con otra media taza de frijoles. A la 1:00 p.m. acostumbro comer una escudilla de vegetales mixtos incluyendo brócoli, maíz, habichuelas, y zanahoria. A las 4:00 p.m, un puñado de almendras con nueces del Brasil y quizás una banana. Alrededor de las 7:00 p.m es hora de volver a comer, y entonces me sirvo pescado al horno con vegetales mixtos o alguna de las recetas que detallaré más adelante. A veces ya cerca de las 10:00 p.m como una rebanada de pan integral untada con mantequilla de almendras, o quizás otro vaso de jugo de vegetales frescos.

Parece mucho comer ¿cierto? Es muy importante hacer unas seis comidas diarias. Entiendo que para algunas personas esto puede resultar difícil debido a sus horarios de trabajo. Recuerde, una comida puede ser algo tan ligero como un puñado de nueces. Es fácil tener una bolsa de nueces o algunas frutas en su cartera o en la gaveta de su escritorio. Si en su centro de trabajo hay un microondas, le será muy fácil calentar un poco de arroz, frijoles, y vegetales mixtos preparados la noche anterior en casa. Le recomiendo que compre un extractor de jugos. Esto le permitirá consumir jugos de frutas y vegetales frescos (alimentos vivos). Tal vez parezca engorroso, pero es divertido y rinde frutos.

La dieta diaria típica que mencioné antes es sólo un ejemplo. No como cada día exactamente lo mismo, pero espero que usted pueda hacerse una idea. Haga seis comidas ligeras consistentes principalmente en carbohidratos complejos. Preste atención a la medida de su porción. La de arroz debe ser media taza, no medio plato, como acostumbran comer algunos. Una ración de frijoles también es media taza, no un pozuelo lleno. En mi caso bebo con las comidas, y entre ellas, agua destilada o filtrada. También bebo varias veces al día té verde o té negro sin endulzar. En el capítulo siguiente examinaré los numerosos beneficios del té verde. Ah, claro, el día de romper la dieta. He dicho que una vez a la semana puede desmarcarse de su régimen y comer lo que desee. Yo comencé teniendo cada semana un día sin dieta, como premio por seguirla tan bien, y ese día comía una hamburguesa o una pizza. Pero ahora sólo la rompo ocasionalmente, si acaso cada dos semanas. Eso se lo dejo a usted.

Recapitulemos

1. Eliminar las grasas saturadas animales
2. Eliminar los aceites hidrogenados
3. Eliminar los carbohidratos simples (azúcar blanca, harina de trigo, etc.)
4. Eliminar el MSG y el Aspartame
5. Hacer seis comidas ligeras
6. Incluir en cada comida carbohidratos complejos
7. Comer alimentos vivos
8. Beber gran cantidad de agua limpia

Recuerde, los carbohidratos no son la razón del aumento de peso y la obesidad. Es la cantidad y tipo de carbohidratos lo que importa. Para bajar de peso permanentemente, debe hacer seis comidas ligeras al día a fin de mantener estable el nivel de azúcar en la sangre y acelerado el metabolismo. Ingiera carbohidratos complejos, que se digieren lentamente, para evitar una elevación de la insulina, que resulta en el almacenamiento de grasa. Consuma alimentos vivos, y tome suplementos de enzimas que le ayuden en la digestión. Evite el Aspartame, edulcorante artificial que puede causar enfermedades y suprimir los niveles de serotonina en el cerebro, lo que provoca un ansia de carbohidratos.

En Estados Unidos la obesidad se encuentra en su nivel histórico más alto. Es obvio que las dietas de moda no funcionan; es preciso un cambio de estilo de vida. Mi dieta es fácil de seguir y de mantener, porque es agradable al paladar y satisface sus necesidades. Echemos ahora un vistazo a algunas de mis recetas saludables favoritas.

Pescado al horno con vegetales mixtos

1 lb de filetes de pescado

$1/4$ taza de brócoli

$1/4$ taza de habichuelas

$1/4$ taza de maíz desgranado

$1/4$ taza de zanahorias

aceite de oliva

adobo de pimienta con limón

Se calienta previamente el horno a 375 grados. Se ponen de tres a cinco cucharadas de aceite de oliva en una bandeja de hornear llana. Se separan los filetes de pescado sobre la bandeja y se sazonan por arriba con el adobo de pimienta con limón. Se dejan hornear por cinco minutos. Se les da la vuelta y se sazonan por el otro lado. Se hornean por otros cinco minutos.

En un pozuelo grande para horno microondas, se mezclan los vegetales. Se les añade una cucharadita de agua y se colocan en el microondas de uno a dos minutos.

Frijoles negros con arroz y especias

$1/4$ taza de cebolla picada

4 dientes de ajo desmenuzados

2 cucharadas de aceite de oliva

una lata de frijoles negros (lavados y escurridos)

$1/8$ de cucharadita de pimienta roja molida

2 tazas de arroz integral hervido

En una cazuela pequeña, se sofríen en aceite de oliva la cebolla y el ajo. Se agregan los frijoles y la pimienta roja y se dejan hervir. Se cocinan luego a fuego lento durante 15 minutos. Se sirven sobre $1/2$ taza del arroz integral hervido. Da para cuatro raciones.

Arroz frito con vegetales

1 lb de champiñones

1 huevo

3 cucharadas de salsa de soya

(baja en sodio, sin MSG)

1 cucharada de aceite de oliva

1 taza de habichuelas

1 taza de brócoli

$1/2$ taza de apio rebanado

$1/3$ taza de cebolla rebanada

2 tazas de arroz integral hervido

En un sartén de hierro, se saltean en aceite de oliva la salsa de soya, el huevo, las habichuelas, el brócoli, el apio, y la cebolla durante 3 a 5 minutos. Se añaden a la mezcla los champiñones y se saltean otros 2 minutos. Se agrega el arroz integral y se saltea con la mezcla. Luego se deja a fuego lento durante 5 minutos. Da para cuatro raciones.

Arroz con frijoles estilo latino

¹/₂ taza de cebolla picada

¹/₂ taza de ají pimiento verde picado

1 diente de ajo desmenuzado

1 cucharada de aceite de oliva

2 tomates cortados en trozos

1 taza de arroz de grano largo

1 cucharadita de chile en polvo

1 taza de frijoles colorados caballero

En un sartén de hierro se cocinan el aceite de oliva, la cebolla, el ají y el ajo hasta que se ablanden. Se añaden a la mezcla el tomate, el arroz, el chile en polvo, los frijoles, y una taza de agua. Se deja hervir, se baja la llama y se cocina a fuego lento durante 20 minutos o hasta que el líquido haya sido absorbido. Da de dos a tres raciones.

Popurrí de champiñones y vegetales

2 cucharadas de aceite de oliva

¹/₂ lb de champiñones shiitake

¹/₄ lb de champiñones ostra

¹/₂ lb de champiñones portabella

1 diente de ajo desmenuzado

1 cucharadita de tomillo fresco

2 tazas de brócoli

¹/₂ taza de habichuelas verdes

¹/₂ taza de maíz desgranado

Se cuecen al vapor el brócoli, las habichuelas, y el maíz y se ponen a un lado. En un sartén de hierro, se sofríen en aceite de oliva los champiñones, el ajo, y el tomillo durante unos cinco minutos. Se agregan los vegetales al vapor, se mezclan y se sirven. Da de 3 a 4 raciones.

Conclusiones

Las recetas que he presentado son sólo algunas de mis favoritas. Si desea otras ideas le sugiero comprar un manual de cocina vegetariano para alimentos orgánicos. La Dieta Blair provee al organismo los nutrimentos necesarios para evitar las enfermedades y mantenerse sano. Bajar de peso es fácil: Basta con quemar más calorías de las que consuma. En mi caso generalmente no sobrepaso las 2.000 calorías diarias siguiendo la Dieta Blair. Hacer comidas ligeras durante el día evitará que se sienta hambriento y le ayudará a controlar su apetito. También mantiene su metabolismo activo y evita súbitos incrementos de azúcar, los cuales indican al hígado que debe almacenar como grasa los carbohidratos excedentes. Recuerde, los carbohidratos y las grasas no son los enemigos; lo que importa es el tipo y la cantidad de éstos.

Recientemente me preguntaron si la Dieta Blair permitía comer spaghetti. Por supuesto que sí, pero la mayoría de las personas se come un plato de pasta de una sentada. En mi dieta, usted ingiere seis comidas ligeras, así que la medida de la porción de pasta deberá ser de ¹/₂ de plato, no un plato entero. Con ¹/₂ de plato de spaghetti con vegetales mixtos es suficiente para satisfacer su apetito y mantenerle satisfecho durante tres horas hasta la próxima comida.

Hacer dieta es algo divertido. Experimente con recetas vegetarianas y podrá esperar con fruición su próxima comida. Pero nuestro viaje hacia una salud óptima no se detiene. En el próximo capítulo se enterará de cómo podemos reforzar nuestra inmunidad contra las enfermedades.

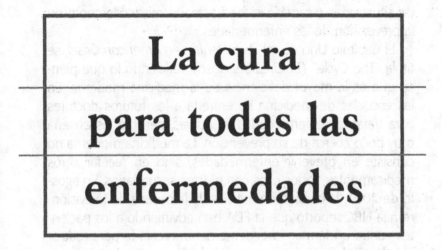

CAPÍTULO CUATRO

La cura para todas las enfermedades

Con todo lo que se ha hablado recientemente acerca de las investigaciones sobre las células madres, muchos tienen más esperanzas de que algún día se encuentre una cura para todas las enfermedades. Todos los días escucho a médicos y científicos manifestar su entusiasmo respecto a que con los descubrimientos sobre las células madres, estaremos por fin en capacidad de hallar una cura para la diabetes, el mal de Parkinson, y el mal de Alzheimer. Algunos incluso especulan que para los enfermos del corazón o de cáncer de pulmón, estos científicos cultivarán sencillamente corazones o pulmones nuevos. Aunque parezca emocionante desde el punto de vista científico, temo que éste enfoque sea equivocado. La medicina y la ciencia estadounidenses gastan miles de millones de dólares anuales en investigaciones y fármacos, en tanto que los índices de las enfermedades continúan aumentando. La medicina moderna, aunque maravillosa en el tratamiento de situaciones traumáticas, ha fracasado miserablemente en la prevención de las enfermedades.

El Capítulo Uno de mi libro *Health: An American Crisis*, se titula "The Cycle" (El Círculo Vicioso), reflejando lo que pienso que es la mayor deficiencia de la medicina moderna. En las escuelas de medicina se entrena a los futuros doctores para tratar las enfermedades ya activas, pero se les enseña muy poco acerca de su prevención. La medicina moderna no consiste en prevenir enfermedades, sino en recetar caros medicamentos, todos ellos con efectos secundarios. En agosto de 2001, la división de noticias de la cadena de televisión-remita NBC reportó que la FDA está advirtiendo a los pacientes contra un fármaco frecuentemente recetado para reducir el colesterol. El reportaje mencionaba la muerte de 31 personas por fallos renales atribuidos a esta droga. Lo más sorprendente del caso es que la comunidad médica y las compañías farmacéuticas continuaron recomendando estos medicamentos aun a personas con un nivel ligeramente elevado de colesterol. Todos los fármacos son de alguna manera tóxicos, pero es así como la medicina moderna ha escogido tratar las enfermedades.

El círculo vicioso comienza cuando usted va al médico. Éste le receta un medicamento para suprimir los síntomas de su enfermedad y hacer que se sienta mejor. Como el problema subyacente (la dieta y el estilo de vida) no ha sido atendido, los síntomas regresan en cualquier momento. Entonces usted volverá al médico, él le recetará otro medicamento, y así continuará el círculo vicioso. No es culpa del médico que usted no sane; es del sistema, al cual le interesan más las ganancias que la prevención.

Sólo el cuerpo humano puede curarse a sí mismo. Los médicos, los medicamentos y la tecnología no pueden curar, ni siquiera prevenir, las enfermedades. Si bien es posible recuperarse y sanar de una afección, la ***única*** cura para las enfermedades es la prevención. Si deseamos reducir la cantidad de personas que padecen cáncer, enfermedades cardiovasculares, y diabetes, debemos educarlas en los principios de la prevención, y no depender de que los científicos encuentren una cura mágica. Si queremos erradicar los males de Parkinson y Alzheimer, necesitamos eliminar las toxinas de nuestra alimentación y del agua que bebemos, en lugar de depender de las células madres para regenerar los nervios. La única cura para las enfermedades es la prevención. Esto quiere decir que debemos suprimir las toxinas y los alimentos malsanos de nuestra dieta. Debemos proporcionar a nuestros cuerpos los nutrimentos necesarios para vivir y combatir las enfermedades. Debemos tomar la solución en nuestras manos, y no depender tanto de la «medicina» para que repare el daño infligido por un hecho consumado. Además de seguir la Dieta Blair, creo que existen otras maneras de reforzar la capacidad del organismo para prevenir y combatir las enfermedades. La única cura para las enfermedades es la prevención, y la única manera de prevenir las enfermedades es por medio de un poderoso sistema inmunológico. Este capítulo presenta algunas formas de preservar la fortaleza del extraordinario sistema de defensa que Dios nos dio.

ANTIOXIDANTES

Los antioxidantes son la primera línea de defensa contra la enfermedad. Ellos identifican y eliminan los radicales libres en el cuerpo antes de que puedan infligirnos daños. Los radicales libres son moléculas nocivas, generalmente un residuo de alguna función metabólica, y pueden afectar a las células sanas si no son retirados del cuerpo. Si a lo largo de nuestras vidas nos hemos alimentado correctamente, probablemente contaremos con suficientes antioxidantes para acometer esta tarea. Las frutas y vegetales frescos poseen gran cantidad de antioxidantes, pero la dieta estadounidense típica apenas contiene algo más que grasas de origen animal y azúcares. La mayoría de las personas que siguen esta dieta común, no disponen de un suministro adecuado de antioxidantes.

En las frutas y vegetales se encuentran centenares de ellos. La mayoría de las personas suponen que pueden alimentarse deficientemente, y luego ir a la tienda de productos de salud, comprar un frasco de vitaminas C y E, y ser sanas. Después de todo, las vitaminas C y E son antioxidantes. Si fuera así de simple, nadie se enfermaría. Demasiados de nuestros semejantes andan buscando una píldora o suplemento mágico, y no están dispuestos a realizar los cambios necesarios para fomentar una salud óptima. Los suplementos que presentaré en este capítulo no son píldoras mágicas. Su propósito es ser parte de un equilibrio general entre dieta, ejercicios, y estilo de vida.

GLUTATIONA

El antioxidante más poderoso que puede existir en el organismo no se obtiene directamente de la dieta. Sin embargo, necesitamos ciertos nutrimentos en nuestro régimen alimenticio a fin de proveer las herramientas necesarias para fabricarlo. Este superantioxidante se llama glutationa, y es manufacturado en el interior de cada célula humana. Ha sido concebido como el guardián de la célula, a la cual defiende de los invasores y de los radicales libres. Cuando no hay glutationa para proteger las células, éstas se encuentran indefensas. En tal caso, si la célula es dañada o invadida, las consecuencias pueden ser enfermedades como el cáncer y el sida. La misión de la glutationa es evitar que tal cosa ocurra. A esto lo llamamos prevención, y apuesto a que la mayoría de los médicos no lo tratan con sus pacientes.

La glutationa es un antioxidante producido específicamente en cada célula para proteger a ésta, y se le ha llamado el antioxidante contra el envejecimiento. Cuando existe suficiente glutationa cuidando las células, se pueden prevenir enfermedades como el cáncer, las afecciones cardiovasculares y la diabetes. La necesitamos para mantener a las células sanas, y también puede prevenir el sida. Un virus no puede invadir una célula protegida por glutationa.

En las tiendas locales de productos de salud encontramos este antioxidante en forma de tabletas, pero no le recomiendo que las compre. Las tabletas de glutationa no incrementarán los niveles celulares de la misma, y son un gasto innecesario de dinero. Se descomponen en el tracto digestivo y pierden todo su valor. Entonces ¿cómo podemos producir este poderoso antioxidante? Cada célula utiliza tres aminoácidos –cisteína, ácido glutámico y glicina– para fabricar glutationa. ¿Deberemos tomar dichos aminoácidos en forma de tableta y ayudar así a producir glutationa? Tampoco funciona. Separados de su entorno natural (los alimentos) estos aminoácidos no se combinarán para fabricar glutationa, debido a que las enzimas necesarias para su producción no están presentes. Pero usted sí puede obtenerlos de alimentos crudos o poco cocinados. La razón de que las proteínas cocinadas no produzcan glutationa es que el aminoácido llamado cisteína es muy sensible al calor, que lo destruye durante la cocción.

Para producir glutationa celular es indispensable que la cisteína ingrese intacta a la célula. Y como el calor la destruye, la fuente de la proteína debe ser cruda o poco cocinada. Además de las fuentes proteínicas recomendadas en el capítulo anterior, las proteínas no desnaturalizadas presentes en el suero de la leche son un proveedor excelente de cisteína y otros aminoácidos. Y recuerde, no necesitamos grandes cantidades de proteínas. Lo que importa es la calidad de las mismas, no su cantidad.

Ya mencioné anteriormente en este libro la importancia del selenio en la prevención de las enfermedades y la preservación de la salud. Para que se pueda producir glutationa debe estar presente el selenio, ya que se lo requiere para la producción de las enzimas que activan la glutationa. En otras palabras, usted puede proveer a las células los aminoácidos necesarios para fabricar la molécula de glutationa, pero si falta el selenio, será inútil.

SELENIO

El selenio es un microelemento esencial que actúa como un poderoso antioxidante en el organismo. Es necesario para la producción de glutationa en las células y está a cargo de la producción de peroxidasas de glutationa, las cuales inhiben la oxidación de las grasas. Esto significa que el colesterol «malo» LDL no puede dañar las paredes arteriales, una de las causas de las enfermedades del corazón. Un estudio realizado en Israel en 1998 (Dr. Aviram, Haifa) demostró que los suplementos de selenio reducían en casi 50 por ciento la oxidación debida al LDL.

El selenio no sólo ayuda a prevenir las enfermedades cardiovasculares, también contribuye a prevenir el cáncer. El mencionado estudio hecho en Israel observó un incremento de 33 por ciento en la actividad de glutationa, y como dije anteriormente, la glutationa puede evitar el cáncer. Otro estudio (Dr. Clark, Universidad de Arizona) demostró que el selenio podía reducir en 50 por ciento la tasa de mortalidad por cáncer. Esta encuesta también mostró que los participantes que tomaron selenio desarrollaron 46 por ciento menos de cáncer del pulmón, 62 por ciento menos de cáncer del colon, y 72 por ciento menos de cáncer de la próstata que el grupo que no lo tomó. Las áreas geográficas que contienen las mayores concentraciones de selenio en el suelo presentan las tasas más bajas de cáncer. Este microelemento es vital para un sistema inmunológico óptimo.

Se ha descubierto que los pacientes con enfermedades del corazón y cáncer tienen en sus tejidos bajos niveles de selenio. Luego entonces, ¿dónde podemos obtener este increíble antioxidante? Idealmente podríamos obtener todo el selenio necesario comiendo frutas, vegetales y nueces. Pero desafortunadamente, los productos agrícolas norteamericanos se cultivan en suelos pobres en selenio, así que necesitamos tomar suplementos. Yo obtengo cierta cantidad de este microelemento en las nueces del Brasil y las yemas de huevo. La levadura cervecera también es una buena fuente, pero le sugiero complementar con 100 a 200 mcg diarios de selenio suplementario. No acostumbro recomendar muchos suplementos, pero éste es muy importante. Sin él no podemos gozar de buena salud.

TÉ VERDE

Después del agua, el té es la segunda bebida más popular del mundo, y creo que el té verde también sigue al agua como la más saludable. El té verde se ha consumido en Asia desde los tiempos de Moisés, y se considera a los asiáticos las personas más sanas del mundo. El té verde y el té negro provienen de la misma planta, pero son muy diferentes. El verde experimenta muy poco procesamiento, preservando así los numerosos antioxidantes que se encuentran en la planta. El té negro se deja envejecer y oxidar para que adquiera un color más oscuro y un gusto más robusto. Éste procesamiento destruye gran parte del valor nutricional de la planta.

Los numerosos beneficios del té verde para la salud han sido documentados a lo largo de miles de años. Contiene poderosos antioxidantes llamados polifenoles. Los que se encuentran en esta infusión son eficientes eliminadores de radicales libres en el organismo, y evitan así el daño que estos últimos podrían infligir. El té verde tiene una demostrada capacidad para reducir el riesgo de enfermedades del corazón por medio de sus propiedades antioxidantes, que reducen el daño a las paredes arteriales. Los polifenoles que en él se encuentran protegen las paredes interiores de las arterias manteniéndolas lisas, de modo que no pueda depositarse fácilmente placa en ellas. El té verde puede además prevenir las enfermedades del corazón al licuar la sangre. Los poderosos antioxidantes que contiene pueden reducir el riesgo de cáncer, especialmente los de colon, vejiga, estómago, y de la piel. También suministra al cuerpo nutrimentos que fortalecen el sistema inmunológico. El té verde debe ser parte de cualquier dieta y estilo de vida sano. Igualmente, puede ayudar a bajar de peso al mejorar el metabolismo.

Recomiendo beber varias tazas al día. Yo bebo entre tres y cuatro diarias, y probablemente debería tomar más. Para obtener un mejor sabor y actividad antioxidante sumerja la bolsita en agua caliente (no hirviendo) de tres a cuatro minutos.

CHAMPIÑONES

La mayoría de los estadounidenses cuando piensan en champiñones los asocian con la variedad Portabella que se usa en las pizzas. He hablado con muchas personas que no sabían que existían hongos mucho más útiles que los Portabella. En realidad, fuera de aportar mejor sabor a la pizza, los Portabella no ofrecen mucho más en cuanto a valor nutritivo. En Asia y en la medicina tradicional china, los champiñones son a la vez alimento y medicina poderosa. Recomiendo comerlos como un alimento estimulador del sistema inmunológico, y tomarlos en cápsula para reforzarlo en tiempos de crisis.

En todo el mundo existen cientos de variedade de hongos de sombrilla de la familia de los *fungi*. Presentaré brevemente aquí sólo algunos de mis favoritos. A través de los años cientos de estudios han demostrado que ciertos hongos pueden estimular el sistema inmunológico. Mis favoritos son el shiitake, el maitake y el reishi. Estos champiñones añaden un sabor delicioso a la cocina, y son poderosos refuerzos de la respuesta inmune. En ellos existen compuestos, especialmente los betaglucánidos, que pueden incrementar la actividad de las células asesinas. Éstas tienen a su cargo destruir células deformes como las cancerosas. Varios centíficos japoneses han concluido que los compuestos que se hallan en este tipo de hongos pueden ayudar al cuerpo a combatir el cáncer, y varios hospitales asiáticos utilizan extractos de los mismos en el tratamiento de esta enfermedad.

Bajo el diario bombardeo de contaminantes, toxinas, y carcinógenos, necesitamos todo el apoyo posible a la respuesta inmune. Para mí, añadir a la dieta champiñones frescos, especialmente shiitake, puede ayudar a preservar un sistema inmunológico fuerte, capaz de combatir y prevenir las enfermedades. El shiitake, el maitake y el reishi han demostrado su capacidad para estimular el sistema inmunológico, pero el primero puede hacer mucho más. El shiitake puede asimismo ayudar a reducir el colesterol y la presión sanguínea, como también combatir los virus.

Existen literalmente cientos de utilidades demostradas de los champiñones como apoyo al cuerpo humano. También son una fuente excelente de proteínas y carbohidratos. Se podría escribir un libro entero sobre sus beneficios. De hecho, ya se han escrito, y uno de mis favoritos es *Medicinal Mushrooms*, de Christopher Hobbs. Le sugiero que lea este libro y empiece a agregar champiñones a su dieta, tanto por su sabor como para prevenir las enfermedades.

Mi conclusión es ésta: si usted desea una cura para las enfermedades, debe eliminar las sustancias peligrosas de los alimentos que come y del agua que bebe. Deje de depender de la medicina moderna para que le repare después de enfermar, y empiece a asumir responsabilidad por su propia salud. Comprenda que ni los médicos ni la medicina pueden curarle, y que sólo su cuerpo puede, con un fuerte sistema inmunológico, curarse a sí mismo. Suminístrele a su organismo las herramientas que necesita para vivir una vida larga y saludable. Cambie su dieta y su estilo de vida, y no espere que venga a salvarle ninguna «píldora mágica». La *única* cura para las enfermedades es la prevención.

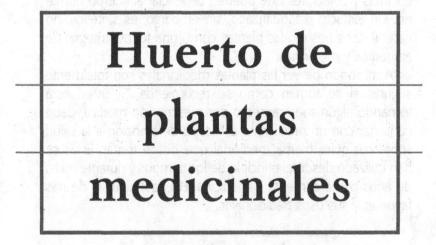

CAPÍTULO CINCO

Huerto de plantas medicinales

En este capítulo trataré sobre mis plantas medicinales favoritas. Una planta medicinal es aquella que, junto con una dieta apropiada, puede ayudar a equilibrar y nutrir el organismo. Si bien no recomiendo generalmente tomar suplementos vitamínicos envasados, si me parece aconsejable ingerir plantas medicinales. Como he dicho antes, nuestros cuerpos fueron diseñados para obtener nutrimentos de lo que comemos. Una píldora de vitaminas tomada de un frasco no es un alimento, pero las plantas medicinales sí lo son. Obtenga cuanta nutrición sea posible de lo que come, pero recuerde que puede suplementar su dieta con hierbas medicinales. Yo recomiendo ingerirlas en su estado natural siempre que sea posible, en lugar de tomar un extracto estandarizado. En su estado natural estas hierbas constituyen un alimento conforme a la intención de la Naturaleza, y contienen cientos de enzimas y cofactores que pueden beneficiar al cuerpo humano. Un extracto estandarizado, sin embargo, es sintético, no natural. Dios nos dio las plantas como una fuente integral de alimentos y medicinas.

A mi modo de ver las plantas medicinales son totalmente seguras si se toman como se recomienda. Si usted está tomando algún medicamento por prescripción médica, debe consultar con un practicante calificado de atención a la salud sobre cualquier hierba medicinal que desee tomar. Éstas se han utilizado desde el principio de los tiempos y durante miles de años como alimento y medicina. He aquí algunas de mis favoritas y sus usos tradicionales.

AJO

El ajo podría ser una de las más potentes plantas medicinales del planeta. Se ha utilizado durante milenios para combatir bacterias y virus. Numerosos estudios demuestran su capacidad para fortalecer el sistema inmunológico y reducir el colesterol. Debe añadirse a la dieta para ayudar a prevenir las enfermedades cardiovasculares, catarros y gripe. Pero las píldoras de ajo no dan tan buen resultado como el ajo fresco

ALFALFA

La alfalfa es una planta generosa para el reino animal. A los animales domésticos les provee una nutrición completa. Es una fuente excelente de vitaminas y minerales naturales, incluyendo toda la familia de los carotenoides, las vitaminas del complejo B, y minerales como el calcio y el magnesio. Y por supuesto, como es verde, contiene gran cantidad de clorofila. La alfalfa da mejor resultado cuando se consume como jugo o tableta, pues es demasiado fibrosa para ser descompuesta por el organismo. Se la considera un purificador eficaz de la sangre y del cuerpo, en cuya desintoxicación puede también emplearse.

ALMENZO

Los estudios demuestran que el almezo o loto urticante contiene antihistamínicos naturales y puede ayudar a aliviar los síntomas de las alergias estacionales. También contiene minerales como el sílice que pueden ayudar al organismo a asimilar el calcio para mantener los huesos sanos. Debido sus propiedades antiinflamatorias, el almezo también puede ser útil contra la artritis.

ÁLOE O ZÁBILA

Cualquiera que haya sufrido quemaduras de sol en la playa o en el traspatio conoce el valor del gel de áloe para aliviar el ardor. Con ese propósito se ha usado durante miles de años. El gel de áloe puede aliviar y acelerar la curación de quemaduras y rasponazos menores, pero es capaz de mucho más que eso. He visto la utilidad del áloe en el tratamiento de la mayoría de las afecciones estomacales e intestinales, incluyendo el estreñimiento, la irritación de los intestinos, y las úlceras. Algunos estudios indican que también puede estimular el sistema inmunológico. En la medicina ayurvédica, el áloe se emplea como laxante y tónico para fortalecer el hígado y el páncreas. Se dice que mejora también el metabolismo de los azúcares y grasas. Yo utilizo el gel de áloe para aliviar y sanar rápidamente cualquier inflamación, rasponazo o quemadura de la piel. Aconsejo beber su jugo contra el estreñimiento o para aliviar molestias intestinales.

AMALAKI

El amalaki, una fruta oriunda de la India, es una excelente fuente natural de vitamina C. En la medicina ayurvédica, se lo considera un remedio natural de gran poder rejuvenecedor y energético. También se recomienda para fortalecer y construir tejidos, y es una fruta con propiedades purificadoras. Aunque no es tan fácil de encontrar, yo uso el amalaki contra la fatiga en general. En Estados Unidos esta planta medicinal sólo se encuentra en forma de tabletas.

ARÁNDANOS

Durante la Segunda Guerra Mundial, los pilotos de la Real Fuerza Aérea británica reportaban una mejor visión nocturna después de comer jalea de arándanos. Desde entonces las investigaciones han demostrado que los arándanos ejercen un efecto positivo sobre la visión nocturna y previenen los problemas oculares relacionados con la edad. En Europa se utilizan para prevenir y tratar la degeneración macular y la catarata. Se ha probado que los arándanos fortalecen las paredes capilares, mejorando el flujo de sangre a los ojos. Son además un poderoso antioxidante que ayuda a evitar el daño de los radicales libres sobre los vasos sanguíneos, reduciendo el riesgo de aterioesclerosis. Los arándanos pueden afectar el nivel de azúcar en la sangre y por tanto no deben utilizarse en diabéticos a menos que un especialista de la salud esté controlando el caso.

ARÁNDANOS ROJOS

El arándano rojo es una de las plantas que poseen las más poderosas propiedades curativas del planeta. Se ha demostrado que su jugo impide que las bacterias se adhieran a la pared interior de la vejiga, previniendo así las infecciones de ésta. Asegúrese de beber solamente su jugo fresco y ciento por ciento puro, no cargado de azúcar.

ASHWAGANDA

Esta es una de las plantas medicinales más populares y poderosas de la farmacopea ayurvédica, así como una de mis favoritas. Se le llama ginseng de la India, aunque no está emparentada con la familia del ginseng. Pero tal como éste último, la ashwaganda es una planta medicinal rejuvenecedora y tonificante. Ayuda a equilibrar los órganos y fortalece las glándulas suprarrenales. También es una nervina, pues ayuda al organismo a relajarse y lidiar con el estrés. La ashwaganda es asimismo un adaptógeno, lo cual significa que puede ayudar al cuerpo humano a regular sus desequilibrios. Por ejemplo, puede contribuir al control de la presión arterial, el colesterol, y el nivel de azúcar en el organismo. La ashwaganda es la mejor planta medicinal que existe contra la fatiga general y la debilidad. Como fortalecedora de las glándulas suprarrenales, puede ayudar a contrarrestar el déficit de energía. Ayuda a prevenir los trastornos relacionados con el estrés, y mejora la resistencia y la función sexual. En la tradición ayurvédica se recomienda también para la debilidad sexual, el agotamiento nervioso, la pérdida de la memoria, el insomnio, la infecundidad, y cualesquiera de los problemas asociados con el envejecimiento.

Astrágalo

La raíz de la planta llamada astrágalo se ha utilizado en la medicina china durante miles de años. Ha sido empleada como tónico para fortalecer y equilibrar el organismo. Hoy en día, las investigaciones demuestran que puede fortalecer la función inmunológica, y se emplea para prevenir el catarro y la gripe. Algunos médicos recomiendan asimismo el astrágalo a los pacientes de cáncer durante la quimioterapia, a fin de ayudar a fortalecer su sistema inmunológico.

Bala

Se llama bala a una planta medicinal ayurvédica de efecto tonificante y rejuvenecedor. Es considerada excelente para fortalecer el corazón y buena para la mayoría de las afecciones de origen nervioso. Algunas investigaciones sugieren que la bala puede estimular el metabolismo y ayudar a bajar de peso, pero esto no ha sido demostrado.

Baya del saúco

Durante un brote de influenza registrado en 1993 en Israel, 90 por ciento de las personas que recurrieron a la baya del saúco se recuperaron en tres días. Los demás experimentaron los síntomas de la enfermedad durante un promedio de siete días. Los estudios demuestran que el extracto de esta planta medicinal puede acoplarse a un virus e impedir que invada las células, con lo cual muere rápidamente. La baya del saúco es un excelente agente antiviral durante un catarro o gripe.

BIBHITAKI

Esta planta medicinal proviene del árbol indio *mirobalan*, y se considera un poderoso tonificante y rejuvenecedor. Es asimismo un excelente limpiador interno de los intestinos y se emplea contra el estreñimiento y los parásitos. En la farmacopea ayurvédica se utiliza también para promover el crecimiento del cabello y para expulsar cálculos. Se puede hallar el bibhitaki en la combinación Triphala, disponible en la mayoría de las tiendas de productos de salud.

BLACK COHOSH

Esta es una de las mejores plantas medicinales que conozco para el alivio de los síntomas de la menopausia, especialmente los bochornos. También puede ayudar a aliviar los cólicos menstruales y a reducir la presión arterial y el colesterol. No debe utilizarse el black cohosh durante el embarazo, pues puede inducir la labor de parto.

BOSWELLIA

Una de las principales funciones de la boswellia en el cuerpo humano es la antiinflamatoria. Se trata de una de las mejores plantas medicinales contra la artritis, la gota, la bursitis, la tendonitis y la fibromialgia. Un estudio en el que participaron 81 personas aquejadas de artritis arrojó una reducción significativa del dolor y la inflamación en un periodo de tres meses (Phytomed, 1996). Recomiendo habitualmente la boswellia a los pacientes con artritis. En crema, también puede ofrecer alivio para el dolor mediante su uso tópico en las articulaciones.

BROMELIANA

La bromeliana es una combinación de enzimas que participan en la digestión de las proteínas, y que se encuentran en la médula de la piña. Éste es uno de los remedios naturales que más se venden en Europa, y se utiliza para reducir la inflamación y el dolor. La bromeliana es beneficiosa gracias a que sobrevive al entorno ácido del estómago y pasa al torrente sanguíneo. Una vez en éste, su función es digerir las proteínas enteras que se asientan en los tejidos y causan la inflamación. Según la Comisión E de Alemania, la bromeliana puede emplearse para reducir la inflamación y acelerar la cicatrización después de una cirugía. También es posible que ejerza un efecto moderado en cuanto a licuar la sangre. He visto también entre los resultados de la bromeliana una reducción del enrojecimiento de la nariz en la sinusitis. Si usted está tomando anticoagulantes, no debe tomar bromeliana.

COLA DE CABALLO

La cola de caballo es una planta medicinal que contiene sílice, un mineral que contribuye a la salud de los huesos y tejidos conectivos.

CÚRCUMA

La cúrcuma es una especia de color amarillo que forma parte de muchas recetas culinarias en la India. Algunos la llaman «la planta medicinal más importante del mundo». La cúrcuma inhibe la enzima cox-2 y por tanto reduce poderosamente la inflamación y el dolor. Actúa también como desintoxicante del organismo, ayudando a la eliminación de dañinos agentes carcinógenos y toxinas. Esta especia puede fortalecer el sistema inmunológico y reducir las probabilidades de contraer enfermedades cardiovasculares. Prefiero utilizar el producto natural de espectro amplio en lugar de la cúrcuma estandarizada.

DEVIL'S CLAW

En África y algunas partes de Europa se usa el Devil's Claw contra la artritis y el dolor. Estudios modernos confirman sus propiedades antiinflamatorias y analgésicas.

DIENTE DE LEÓN

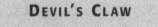

Ver medrar en sus jardines al diente de león irrita a la mayoría de las personas, y sin embargo, posee un gran valor medicinal. He conocido a ancianos que crecieron comiendo el diente de león que había en sus patios. Las flores son una fuente excelente de lecitina, que a su vez es la fuente natural de la colina. Las hojas proveen abundante vitamina A, y las raíces contienen una buena dosis de potasio. El diente de león es un eficaz diurético y puede ayudar a limpiar el hígado y los riñones.

DONG QUAI

El dong quai es una de las plantas medicinales de más amplio uso en la medicina tradicional china. Es parte de la familia de la angélica, y sus raíces tienen poderosas propiedades medicinales. El dong quai contiene fitoestrógenos naturales que ayudan a equilibrar las hormonas femeninas, mejorando el síndrome premenstrual y la menopausia. También mejora el flujo sanguíneo y puede ayudar a regular el ritmo cardíaco. El dong quai es capaz de relajar las paredes arteriales y controlar la tendencia de la sangre a coagularse, reduciendo la presión arterial y el riesgo de enfermedades cardiovasculares. Incluso puede fortalecer el sistema inmunológico y ayudar a controlar las alergias. Si está embarazada, no tome dong quai.

EQUINÁCEA

Estas flores cónicas de color púrpura no sólo ofrecen una hermosa vista cuando crecen silvestres, sino que también son el suplemento de medicina verde más vendido en los Estados Unidos. Los aborígenes sabían cuán beneficiosa era esta planta, y las investigaciones modernas han confirmado su valor medicinal. Los estudios demuestran que la equinácea tiene la capacidad de incrementar el conteo de leucocitos, así como la actividad macrofágica, primera línea de defensa del organismo contra los virus y bacterias. La equinácea es un poderoso refuerzo del sistema inmunológico a la hora de enfrentar los resfriados y la gripe.

ÉNULA CAMPANA

La énula campana o helenio se ha utilizado desde la antigüedad para aliviar la congestión de los bronquios y acelerar la curación de la bronquitis. Recientemente, descubrí que funciona bien aliviando los síntomas de las alergias estacionales.

ESPINO

El espino o marzoleto es una de las plantas medicinales más importantes para preservar la salud del corazón. Se ha empleado desde los tiempos antiguos para tratar y prevenir las enfermedades cardiovasculares. Los estudios prueban que el espino puede fortalecer el músculo cardíaco y dilatar los vasos coronarios, permitiendo un flujo sanguíneo más libre y reduciendo la presión arterial. El poderoso contenido de antioxidantes del espino puede prevenir el daño de los radicales libres a los vasos sanguíneos y al resto del cuerpo.

FENEGRECO

Las semillas del fenegreco o alholva se cuentan entre los mejores recursos de la medicina verde contra la diabetes del tipo II. Varios estudios demuestran que el extracto de semillas de fenegreco puede reducir y estabilizar los niveles de azúcar en la sangre después de las comidas

FO-TI

Se llama Fo-ti a una frondosa enredadera que crece en toda China. Los herbolarios de ese país la emplean para restaurar el *qi* (energía vital) en el cuerpo. La raíz de Fo-ti es un tónico que sirve para combatir la fatiga y estimular la respuesta inmune.

GINSENG

El ginseng es la planta medicinal de más amplia utilización en la medicina china. Se le considera un adaptógeno y tónico. Puede ayudar a aliviar la fatiga y la debilidad fortaleciendo la función de las glándulas suprarrenales. Varios estudios sugieren que el ginseng mejora la energía y el estado de ánimo, normaliza la presión arterial y el nivel de azúcar en la sangre, y fortalece la función inmunológica.

GOLDENSEAL

El goldenseal, una variedad de ranunculácea, es oriundo de los Estados Unidos. Los indios lo usaban como un eficaz antibiótico y antiséptico. Los estudios modernos sugieren que la raíz de goldenseal puede estimular a los glóbulos blancos del organismo para combatir la infección. Es un antibiótico y antiviral de espectro amplio que debe utilizarse contra enfermedades severas.

GUGUL

El gugul, emparentado con la mirra, crece en todo el Medio Oriente y Asia y se ha empleado en la medicina ayurvédica durante miles de años para combatir la artritis. Recientemente los estudios han demostrado la capacidad del gugul para reducir el colesterol malo (LDL), e incrementar el bueno (HDL). Lo consigue mejorando la capacidad del hígado para metabolizar las grasas de la sangre. Las pruebas demuestran que el extracto estándar de gugul puede reducir el colesterol tan bien como, o mejor que otros fármacos peligrosos y caros controlados por receta médica. Ésta es una de mis plantas medicinales favoritas contra el colesterol y para bajar de peso.

GYMNEMA SILVESTRE

La gymnema es una enredadera de flores amarillas que se da en toda Asia. Se ha utilizado en la medicina ayurvédica durante miles de años y es la mejor planta medicinal para el tratamiento de la diabetes. Muchos estudios demuestran que la gymnema puede reducir y regular el nivel de azúcar en la sangre al reforzar la capacidad del páncreas para producir insulina.

En otras palabras, puede ayudar a que el páncreas funcione correctamente. Los diabéticos del tipo I deben utilizar la gymnema con cautela, ya que puede afectar la cantidad de insulina que cada quien requiere.

HIERBA DE SAN JUAN

La hierba de San Juan o todabuena crece silvestre en Estados Unidos, y se dice que contiene la «sangre» de San Juan. Se ha empleado durante muchos años para combatir la depresión y la ansiedad moderadas.

HOJA DE OLIVO

El olivo es una de las plantas medicinales más poderosas del mundo. El aceite monoinsaturado que contiene su fruto, la aceituna, ha sido utilizado durante siglos por los pueblos mediterráneos, y podría ser una de las razones de la baja incidencia de enfermedades cardiovasculares en la región. La hoja del olivo podría asimismo ser uno de los medicamentos antivirales más poderosos que nos brinda la Naturaleza. En ensayos realizados en los años 60 por la Corporación Upjohn, el extracto de hoja de olivo mató todos los virus con los que fue probado. Tiene la capacidad de reducir considerablemente la duración del catarro o resfriado común al destruir la pared celular del virus y con ella al agente patógeno.

El extracto de hoja de olivo también puede prevenir las enfermedades del corazón. Posee una demostrada capacidad para relajar los músculos de las paredes de las arterias, reduciendo así la presión arterial. Muchas personas han reportado menos palpitaciones arrítmicas mientras estaban tomando hoja de olivo. Además contiene antioxidantes, que ayudan a prevenir las enfermedades.

HYDRANGEA

Los aborígenes norteamericanos utilizaban esta planta para destruir cálculos en el tracto urinario. También es posible que tenga propiedades antiinflamatorias.

JENGIBRE

Mientras que el ajo puede ser una de las más potentes plantas curativas del mundo, el jengibre parece ser una de las más importantes. Hasta hace poco, se conocía mejor por su capacidad para aliviar las náuseas y mejorar la digestión. Investigaciones más recientes sugieren que el jengibre puede hacer mucho más que eso. Conforme a dichas encuestas, el jengibre puede bloquear la enzima cox-2. Esto resulta en una importante reducción de la inflamación y el dolor en las articulaciones, lo cual la convierte en recurso obligado para quienes sufren de artritis. El jengibre puede ayudar asimismo a prevenir las enfermedades del corazón y el cáncer al actuar en la sangre como un poderoso antioxidante.

KAVA-KAVA

En las selvas tropicales, los indígenas acostumbran desenterrar la raíz de la planta llamada kava, la hierven en agua, y beben su infusión, con el fin de relajarse. Pero en grandes dosis puede intoxicar. Los estudios demuestran que la raíz de kava puede aliviar la ansiedad, el nerviosismo, el insomnio, y el estrés. Busque el suplemento que tiene como materia prima la raíz natural, pues investigaciones europeas recientes indican que el extracto estandarizado puede ser difícil de asimilar por el hígado.

MATRICARIA

Históricamente se ha empleado la matricaria o magarza para bajar la fiebre. Algunos investigaciones sugieren que puede ayudar como febrífugo, pero se le conoce mejor por su capacidad para prevenir las jaquecas migrañosas. Diversos estudios muestran que puede reducir la severidad y frecuencia de las migrañas, en tanto que otros no muestran efecto alguno.

MELÓN AGRIO

El melón agrio es un alimento y medicamento popular en las comunidades asiáticas. Su función primaria es ayudar a los diabéticos a controlar el nivel de azúcar en la sangre. Investigaciones modernas confirman que esta planta medicinal puede reducir el azúcar en la sangre de los diabéticos. No tome melon agrio si se está tratando con insulina u otros fármacos contra la diabetes.

MUIRA PUAMA

En la selva tropical amazónica, esta planta medicinal es conocida como «madera de potencia». Se utiliza como afrodisíaco y estimulante sexual. Los estudios muestran que puede ayudar a restaurar la capacidad de erección masculina.

NEEM

En la India se considera al neem «la farmacia de la aldea». Según la parte de la planta que se utilice, puede tratar afecciones de la piel, diabetes, parásitos intestinales, resfriados, gripe y fiebres. Yo he empleado internamente la hoja pulverizada como agente antiviral y para bajar la fiebre. El aceite, de uso externo, sirve para combatir casi todas las afecciones de la piel, incluyendo el eczema, la psoriasis y la escabiosis. También puede usarse como repelente para los mosquitos.

PASIONARIA O GRANADILLA

La pasionaria se ha utilizado históricamente para tratar el insomnio y la ansiedad. También se la emplea como un analgésico natural.

PAU D'ARCO

También conocido como tajibo, este árbol de la selva tropical se usa para tratar problemas inmunológicos e infecciones micóticas. La corteza interior de color violáceo del pau d'arco puede incrementar la actividad macrofágica del sistema inmunológico. También ha demostrado ser un poderoso destructor de hongos como el candida y el pie de atleta. Los chamanes de la selva utilizan además el pau d'arco para tratar el cáncer y el sida.

PEREJIL

La próxima vez que cene en un restaurante de lujo, no deseche el perejil como si sólo fuera una elegante guarnición: lo que tiene en su plato es un alimento de muchos poderes. El perejil es una fuente natural de minerales y clorofila. Es uno de los mejores diuréticos naturales, con capacidad para incrementar el volumen de orina y reducir la retención de líquido. Además ayuda a eliminar las toxinas del organismo, limpiando el hígado y los riñones.

PYGEUM

La corteza de este árbol africano puede reducir considerablemente el riesgo de agrandamiento benigno de la próstata. Varios estudios sugieren que el pygeum trabaja en forma sinérgica con el saw palmetto en la protección de la próstata.

RÁBANO PICANTE

El rábano picante es uno de los descongestionantes más poderosos del orbe. Puede descongestionar los senos faciales y disipar la congestión, lo cual le confiere valor terapéutico contra resfriados, alergias y bronquitis.

RAÍZ DE BURDOCK

La raíz de Burdock es un excelente purificador y desintoxicante de la sangre. Puede ayudar a eliminar del torrente sanguíneo las toxinas. También puede apoyar las funciones del hígado y la vesícula biliar. El papel de la raíz de Burdock como purificador explica su uso para tratar afecciones de la piel tales como el acné, el eczema, y la psoriasis. Cuando las toxinas se eliminan de la sangre, las afecciones de la piel pueden mejorar. La raíz de Burdock se ha utilizado históricamente como remedio popular contra el cáncer. Algunos sugieren que puede prevenir las mutaciones celulares, aunque esto no ha sido demostrado. Me imagino que la capacidad de esta planta medicinal para purificar la sangre y la linfa puede contribuir a mejorar la capacidad del cuerpo para combatir el cáncer, pero nunca debe convertirse en el tratamiento único.

REGALIZ

El regaliz se utiliza en Europa y Asia para aliviar las membranas mucosas, lo cual contribuye a controlar la tos. También se usa en la medicina ayurvédica para fortalecer las funciones de las glándulas suprarrenales, lo cual ayuda a contrarrestar la fatiga.

SAW PALMETTO

Las bayas de este arbusto natural del sureste de los Estados Unidos eran parte de la dieta de los indios seminoles. Ahora sabemos que el saw palmetto es la planta medicinal más eficaz en la prevención del agrandamiento benigno de la próstata.

SEMILLAS DE APIO

Las semillas de apio contienen decenas de sustancias fitoquímicas que poseen poderosas propiedades curativas. El extracto de semillas de apio es un diurético natural que puede ayudar a reducir la presión arterial. Pero creo que su cualidad más eficaz es como antiinflamatorio de las articulaciones. He visto a algunas personas utilizar semillas de apio contra la artritis y la gota con magníficos resultados. En Europa el extracto de semillas de apio se suele recetar contra la gota.

SCHIZANDRA

La baya de esta planta oriunda de China se utiliza en la medicina del país asiático como fortificante y dispensador de estamina. Ésta es una de mis plantas medicinales favoritas para combatir el agotamiento de las glándulas suprarrenales (ver Capítulo Uno).

Té verde

Los beneficios del té verde para la salud han sido documentados durante miles de años. Contiene poderosos antioxidantes llamados polifenoles. Los estudios demuestran que los polifenoles del té verde son eficaces eliminadores de los radicales libres en el cuerpo humano. Cuando los radicales libres no son controlados, pueden dañar las células y conducir al cáncer y las enfermedades cardiovasculares (en el próximo capítulo trataré sobre el papel del té verde en la prevención de las enfermedades del corazón). Creo que ésta es la bebida más importante y poderosa del planeta. Posee una demostrada capacidad para combatir las enfermedades cardiovasculares y el cáncer. También puede ayudar a bajar de peso al incrementar el ritmo del metabolismo y prevenir en cierto grado la absorción de grasas durante la digestión.

Trébol rojo

Si yo fuera una mujer menopáusica, escogería el trébol rojo en lugar de la soya para aliviar mis síntomas. Ambos contienen estrógeno natural que puede ayudar con los bochornos y otros síntomas, pero el trébol rojo podría ser la alternativa más segura. Muchas mujeres han reportado que aliviaron sus bochornos tomando trébol rojo. La soya, en cambio, contiene sustancias que pueden suprimir la función tiroidea y bloquear la absorción de minerales.

Uña de gato

La uña de gato se da en regiones tropicales de Sudamérica. En las selvas, los herbolarios utilizan la uña de gato para una diversidad de afecciones, incluyendo la artritis, la inflamación, el VIH y el cáncer. Investigaciones modernas confirman que la uña de gato puede estimular el sistema inmunológico y ayudar a reducir la inflamación.

Ésta es sólo una pequeña muestra de las hierbas y plantas medicinales que Dios nos ha provisto para que las utilicemos como alimento y medicina. Todos los días conocemos de nuevos descubrimientos en torno a los beneficios de estas plantas para la salud. Con los millones de variedades del reino vegetal aún por descubrir, ¿no es alentador pensar lo que nos espera en el futuro? Espero que haya aprendido algo acerca de la fatiga, el aumento de peso y las enfermedades. Tengo la esperanza de que este libro no termine durmiendo en un estante, sino que usted lo utilice como una útil referencia para su vida diaria. Ahora vaya a prepararse otra taza de té verde, y relájese. Estamos llegando al final de nuestro viaje.

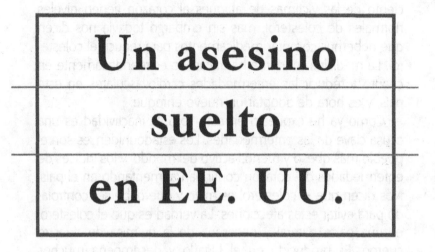

CAPÍTULO SEIS

Un asesino suelto en EE. UU.

A pesar de toda la tecnología y los fármacos modernos, los índices de las enfermedades cardiovasculares continúan aumentando cada año. Las enfermedades del corazón son la causa de muerte número uno en Estados Unidos, con un deceso cada 30 segundos. Se nos ha aconsejado restringir las grasas y vigilar el colesterol, y sin embargo cada año mueren más personas a causa de afecciones cardiovasculares. Creo que el colesterol no es el problema. Para mí éste radica en la inactividad y la falta de antioxidantes y magnesio en la dieta, verdaderas causas de las enfermedades del corazón. Desafortunadamente, las vitaminas y minerales no son artículos que reporten grandes ganancias, y son ignorados por la comunidad médica. En lugar de ello, los médicos están entrenados para prescribir fármacos que ayuden a controlar el colesterol. Este enfoque ha fallado miserablemente debido a que el colesterol no es el problema. De hecho, alrededor de 80 por ciento de las víctimas de ataques al corazón tienen niveles normales de colesterol, mas sin embargo todavía nos dicen que debemos comprar medicamentos para reducir el colesterol. La medicina moderna ha fracasado estruendosamente en cuanto a reducir las enfermedades cardiovasculares en este país, y es hora de adoptar un nuevo enfoque.

Como ya he expuesto en este libro, la inactividad es una causa clave de las enfermedades. Los estadounidenses son el pueblo más obeso y menos activo del mundo, y los índices de enfermedades del corazón continúan aumentando en el país. Nos dicen que el colesterol es malo y que debe ser controlado para evitar estas afecciones. La verdad es que el colesterol es una parte natural y necesaria de la química de nuestro cuerpo. Es producido en el hígado y desempeña muchos papeles vitales. El colesterol se necesita para fabricar ciertas hormonas o para la producción de vitamina D. Es necesario para transportar las vitaminas liposolubles y para el metabolismo de los carbohidratos. El colesterol y otras grasas son los bloques de construcción de las membranas celulares. ¿Cómo puede ser tan malo algo que es tan importante para el funcionamiento del organismo? No lo creo.

Nunca se ha demostrado que el colesterol sea la causa de las enfermedades cardiovasculares. Es un componente necesario de la sangre y en condiciones normales se desplazaría libremente en el torrente sanguíneo sin causar problema alguno, si el interior de la pared vascular se mantuviera liso. Como ve, el colesterol no es el culpable; es el daño que causan los radicales libres al interior de las paredes vasculares lo que permite que las grasas disueltas en la sangre se adhieran, y esto conduce eventualmente a una acumulación. Propongo que en lugar de tratar de controlar o reducir un componente de la sangre que necesitamos, evitemos el daño a la paredes vasculares y permitamos que el colesterol circule libremente. Así que ¿cómo podemos prevenir el deterioro de las paredes interiores de nuestras arterias?

La dieta típica estadounidense contiene muy poco valor nutritivo real. Los antioxidantes se necesitan para prevenir el deterioro celular, y la mayoría de las personas no ingieren muchos alimentos ricos en antioxidantes. Estos últimos incluyen las frutas vivas y crudas y los vegetales de colores intensos. Poderosos antioxidantes como el té verde, el extracto de semillas de uva, y la vitamina E, tienen una demostrada capacidad de protección de las paredes arteriales. Cuando la pared de la arteria es atacada por los radicales libres, se forma una grieta o muesca. El colesterol es atrapado por la muesca y queda atascado allí. Poco después, otras moléculas de colesterol y grasa son atrapadas y comienza a formarse placa, la cual restringe la circulación de la sangre. El problema no es el colesterol; es el daño infligido por los radicales libres a las paredes arteriales lo que permite la formación de placa.

El otro contribuyente principal a las enfermedades del corazón es una insuficiente ingestión de magnesio. Se ha calculado que casi 90% de los norteamericanos presentan una deficiencia de magnesio. Éste es probablemente el más importante de los minerales para la vida humana. Se utiliza en más de 300 funciones metabólicas del organismo y puede ayudar a prevenir las enfermedades cardiovasculares. Durante años se les ha dicho a las mujeres que tomen calcio para prevenir la pérdida de este mineral durante la menopausia. Este enfoque no está dando resultados, pues los índices de osteoporosis continúan aumentando. El exceso de calcio, sin embargo, está contribuyendo en gran medida a las enfermedades cardiovasculares. El calcio y el magnesio deben trabajar en conjunto para regular aspectos tales como el ritmo cardiaco y la presión arterial. Demasiado calcio sin suficiente magnesio descontrola todo. Muchas personas no tienen deficiencia de calcio, pero sin embargo toman suplementos del mismo. Esto sobrecarga el cuerpo de calcio y, como la mayoría tiene deficiencia de magnesio, lo desequilibra. El calcio es necesario para contraer los músculos a lo largo de las paredes vasculares; y el magnesio, para relajarlos. La constante contracción y relajamiento mantiene la sangre en movimiento. Cuando el organismo está sobrecargado de calcio, los vasos sanguíneos están en un constante estado de contracción, lo cual reclama un enorme esfuerzo del corazón y eleva la presión arterial. El magnesio actúa como un bloqueador de canales de calcio y evita que un exceso de éste ingrese a las células. Esto permite que los músculos arteriales se relajen, lo cual dilata los vasos sanguíneos y mejora la circulación de la sangre.

El magnesio es necesario para regular el equilibrio sodio/potasio en cada célula y para relajar las paredes arteriales, dos cosas que se requieren para mantener una presión arterial normal. El magnesio también puede prevenir la formación de placa y es un anticoagulante natural. Creo que es el mineral más importante y a la vez el más soslayado.

Actualmente las investigaciones confirman que la inflamación de las arterias puede contribuir a las enfermedades cardiovasculares. Como expliqué anteriormente, el deterioro causado al interior de las arterias por parte de un aminoácido llamado homocisteína puede resultar en inflamación. La homocisteína es un subproducto del consumo de carne, y generalmente es controlada por las vitaminas B. Por supuesto, la mayoría de los estadounidenses presentan deficiencia de vitaminas B, y por tanto los niveles de homocisteína no se encuentran bajo control. Reduzca simplemente el consumo de carne y suplemente su dieta con vitaminas B, en especial ácido fólico, B-6 y B-12.

Las claves de la prevención de las enfermedades cardiovasculares son el ejercicio, los antioxidantes, el magnesio, y las vitaminas B. Pienso que si tomamos control de nuestra salud mediante una dieta y ejercicios apropiados, podremos ser menos dependientes de la medicina moderna y vivir más y mejor.

La farmacia de la aldea

Durante muchos años he estudiado las plantas medicinales ayurvédicas. He descubierto que aquellas que se utilizan en dicha medicina tradicional se encuentran entre las más útiles y poderosas del planeta. La ashwagandha puede prevenir la fatiga y las enfermedades del corazón El gugul se ha utilizado durante siglos para reducir la formación de placas de colesterol en las arterias, y la gymnema silvestre puede disminuir en los diabéticos los niveles de azúcar en la sangre. Existen cientos de plantas medicinales empleadas por el Ayurveda que poseen potencial para ayudar a millones de personas a recuperar su salud. Sin embargo, durante mis numerosos viajes no he encontrado ninguna que tenga el increíble espectro curativo del neem.

Al neem lo llaman en la India «la farmacia de la aldea». Allí se utiliza prácticamente para todo, desde la prevención de las caries hasta como repelente contra insectos. Esta planta extraordinaria ha ayudado a sanar a la gente a lo largo de miles de años, y la ciencia moderna está confirmando ahora que el neem posee en realidad poderosas propiedades curativas. Los científicos han descubierto que las hojas y la corteza de este árbol contienen compuestos de uso antiviral, antimicótico, y antiinflamatorio, y que también pueden ayudar a bajar la fiebre. Utilizado externamente, el aceite de neem y sus hojas pueden contribuir a sanar casi cualquier afección de la piel, y a repeler molestos insectos. En este capítulo le mostraré como puede esta planta hacer todas estas cosas, y muchas más.

EL AYURVEDA Y EL NEEM

El Ayurveda es la forma más antigua de medicina que existe hoy en día. Se ha practicado durante milenios y a través de la historia ha sido la base de otros sistemas médicos. En sánscrito, Ayurveda quiere decir «ciencia de la vida». A diferencia de la medicina occidental moderna, los médicos ayurvédicos creen que el organismo puede ser tratado como un todo para alcanzar una salud óptima. Estos sanadores espirituales recomendaban en su época las plantas medicinales conforme a la enfermedad y el tipo corporal del paciente. Dichos remedios estaban diseñados para fortalecer al cuerpo, de modo que pudiera combatir la enfermedad. Los aldeanos indios y los médicos ayurvédicos han utilizado el neem desde el principio de los tiempos, y su utilización quedó recogida en las más antiguas escrituras sánscritas.

¿Qué es el neem?

En torno al neem y a sus productos se han registrado más de 2000 trabajos investigativos y unas 50 patentes. En la India se utiliza para tratar y prevenir el deterioro de los dientes. De hecho, los aldeanos arrancan ramitas de los árboles de neem y se cepillan con ellas la dentadura. Las propiedades de su corteza y de sus hojas evitan el deterioro dental y las caries. Mientras que a los estadounidenses todavía se les aconseja cepillarse con flúor, una sustancia tóxica que es ilegal en la mayoría de las naciones, los naturales de la India han empleado durante siglos esta simple técnica de cepillado con resultados positivos. Como verá más adelante, el neem podría ser el mejor tratamiento que existe para que los diabéticos puedan reducir su nivel de azúcar en la sangre, y en la India ha sido aprobado como terapia contra la diabetes. La hoja de neem se consume para matar virus, bacterias, y parásitos internos, así como para tratar malestares estomacales. El fruto del árbol de neem es en la India y en África un favorito de los niños, y contiene antioxidantes tales como la vitamina C. El aceite, extraído de las semillas del fruto, puede ayudar a sanar la mayoría de las afecciones de la piel, y resulta un buen humectante. También ha demostrado su utilidad como repelente eficaz contra insectos, incluidos los mosquitos y garrapatas.

El neem es uno de los árboles más antiguos del mundo, pero sin embargo, hasta hace muy poco apenas se había oído hablar de él en Estados Unidos. Es una planta arbórea del tipo de las siempre verdes, estrechamente emparentada con la caoba. Crece en regiones tropicales de la India y de África y puede alcanzar hasta 17 metros de altura. Sus flores son blancas, y sus frutos, amarillos. La fruta es comestible, y todas las partes del árbol se utilizan para uso medicinal. También se le conoce como nimba. En el Ayurveda se clasifica el neem como un tónico amargo. Esta tradición médica enseña que el exceso de azúcar en la sangre es la raíz de muchas enfermedades, y las plantas medicinales amargas como ésta contrarrestan el azúcar. En la farmacopea ayurvédica, es el más poderoso purificador y limpiador de la sangre. Se ha utilizado desde tiempos inmemoriales para limpiar la sangre de toxinas y parásitos, sanar afecciones de la piel, y bajar la fiebre.

Yo he logrado resultados excelentes con el neem durante mi vida. Lo he empleado para aliviar los malestares estomacales, fortalecer mi sistema inmunológico y bajar el nivel de azúcar en mi sangre después de alguna comida pesada. He frotado aceite y loción de neem en mi piel y en la de mi hija para repeler los mosquitos. Los aldeanos indios afirman que el neem puede curar prácticamente cualquier afección, lo que convierte a este árbol en una de las plantas medicinales más poderosas del mundo.

Historia popular

El neem tiene una larga historia de aplicaciones en la medicina ayurvédica. La siguiente es una lista de sus usos más populares:

USOS POPULARES

- ✩ Artritis
- ✩ Gastritis
- ✩ Cáncer
- ✩ Eczema
- ✩ Fiebre
- ✩ Cepillado de los dientes
- ✩ Hemorroides
- ✩ Malaria
- ✩ Parásitos
- ✩ Repelente contra insectos
- ✩ Náuseas

Aplicaciones modernas

- ☆ Sida
- ☆ Alergias
- ☆ Afecciones de la piel
- ☆ Cáncer
- ☆ Candida (y otros hongos)
- ☆ Diabetes
- ☆ Parásitos
- ☆ Control de natalidad (mujeres y hombres)

- ☆ Trastornos inmunológicos
- ☆ Repelente contra insectos
- ☆ Malaria
- ☆ Náuseas
- ☆ Enfermedades cardiovasculares
- ☆ Enfermedades periodontales

Diabetes

Durante siglos el neem se ha utilizado en la India para reducir el nivel de azúcar en la sangre. Cuando se solicitó al equivalente indio de la Administración de Fármacos y Alimentos de EE.UU. que aprobara el neem como tratamiento contra la diabetes, le extendió rápidamente su aprobación. Se ha comparado esta planta con muchos fármacos y plantas medicinales por sus propiedades hipoglicémicas, y ha resultado ser igual de eficaz, que la mayoría, si no mejor, en cuanto a hacer bajar el nivel de azúcar en la sangre.

La diabetes es una de las causas principales de muerte en los Estados Unidos. Esta enfermedad apenas se conocía hace 100 años. De hecho la diabetes adulta incipiente se vino a conocer hace unos 50 años; más o menos por la época en que los estadounidenses se iniciaban en el consumo de alimentos procesados ricos en azúcar. También fue hace alrededor de medio siglo que comenzaron a usarse las grasas artificiales, a fin de extender su vida comercial. Estos aceites hidrogenados se siguen usando ampliamente hoy, y están directamente relacionados con la diabetes adulta. Los aceites hidrogenados son grasas fabricadas por el hombre. El proceso, inventado en 1903, bombea hidrógeno a una grasa líquida para convertirla en sólida. Esto, claro, se hace para extender la vida comercial del producto. Las comidas preenvasadas ahora pueden permanecer en los estantes durante años, incrementando las ganancias a costa de nuestra salud. Los aceites hidrogenados aumentan los niveles de glucosa en la sangre y disminuyen la sensibilidad celular a la insulina, conduciendo a la diabetes.

En el Ayurveda, una planta medicinal amarga como el neem puede contrarrestar el exceso de azúcar en el organismo. Muchos diabéticos indios mascan hojas de neem para controlar su azúcar. El gobierno de ese país ha aprobado el uso de cápsulas de hoja de neem para tratar la diabetes, y los resultados han sido extraordinarios. El mecanismo exacto por el cual el neem reduce el azúcar en la sangre no está claro. Es posible que pueda incrementar la secreción de insulina, lo cual fuerza la entrada de azúcar en las células, y reduce así el nivel de ésta en la sangre. Numerosos ensayos demuestran que la hoja de neem puede ayudar al organismo a reducir de forma natural el azúcar en la sangre y controlar la diabetes. Muchas personas toman a diario cápsulas de hoja de neem para controlar su azúcar, mientras que otras las toman sólo después de una comida pesada, cuando el nivel de azúcar en la sangre se eleva. Cuando se toma después de una comida, la hoja de neem puede reducir el azúcar sanguíneo hasta en 50 por ciento.

Creo que, junto con una dieta y ejercicios apropiados, la hoja de neem puede constituir una valiosa adición al programa de suplementos de los diabéticos. Por supuesto, si usted está tomando insulina o algún hipoglicémico (reductor de azúcar) prescrito por su médico, debe hacer que éste vigile atentamente su azúcar. Las plantas medicinales hipoglicémicas más poderosas, como el neem, pueden reducir la dosis del medicamento que necesita, lo cual si no se verifica, puede causar problemas graves.

TRASTORNOS INMUNOLÓGICOS

Nuestros organismos tienen una capacidad extraordinaria de sanarse por sí mismos. Nuestros sistemas inmunológicos fueron diseñados para protegernos de los invasores virales y bacterianos, así como de los carcinógenos. El neem contiene muchos compuestos que incrementan la capacidad del sistema inmunológico para rechazar a los invasores. Su hoja y su corteza han demostrado su capacidad para incrementar el conteo de leucocitos y la actividad de las células NK, ambos, importantes componentes del sistema de defensa del cuerpo. En otras palabras, el neem puede ayudar a mantener un fuerte sistema inmunológico y posiblemente a prevenir el cáncer, el sida y otros trastornos de inmunidad.

Durante décadas, la ciencia moderna ha estado intentando descubrir una cura para el catarro común, sin resultado alguno. El problema es que la medicina moderna desea producir un fármaco capaz de matar a los virus para que pueda ser patentado. La Naturaleza nos ha provisto algunas plantas que pueden prevenir o curar el catarro, y una de las más potentes es el neem. En la medicina ayurvédica, su hoja se considera un poderoso antiviral. Al parecer, ciertas esta planta protegen a las células, impidiendo que sean invadidas por virus, lo cual resulta en la muerte eventual del agente patógeno. La hoja y la corteza de neem pueden incrementar drásticamente la efectividad del sistema inmunológico, y prevenir o combatir el catarro común.

El extracto de hoja de neem también ha demostrado ser eficaz contra las infecciones bacterianas como las de estafilococos, E. Coli y salmonella. En pruebas de laboratorio, la hoja de neem eliminó o redujo rápidamente la cantidad de bacterias. Se necesitan pruebas con seres humanos para determinar si el neem puede tener el mismo efecto sobre bacterias alojadas en seres vivos, pero apuesto a que sí.

Trátese de un grave trastorno inmunológico como el cáncer o el sida, o del catarro común, el neem puede desempeñar un importante papel en su curación. Se ha empleado durante siglos para reforzar el sistema inmunológico y combatir a los virus.

ENFERMEDADES CARDIOVASCULARES

Las enfermedades cardiovasculares son la causa número uno de muerte en los Estados Unidos. A pesar de que gastamos más dinero que cualquier otra nación en su prevención, los índices de estos males están creciendo cada año. La inactividad y la dieta son las razones principales de las altas tasas de ataques al corazón y accidentes cerebrovasculares. Veo cada día en mi oficina personas que tienen la presión o el colesterol altos. La medicina moderna trata las enfermedades del corazón con fármacos que con demasiada frecuencia tienen desagradables efectos secundarios. En mi práctica, intento tratar el cuerpo como un todo, corrigiendo cualquier desequilibrio presente. Recomiendo una dieta adecuada, ejercicios, técnicas de relajación, y medicina verde. Una de mis plantas medicinales favoritas para prevenir las enfermedades cardiovasculares es la hoja de neem.

Un componente de esta hoja, llamado nimbidina, es un dilatador vascular. Muy a menudo, la hipertensión arterial es causada por la contracción de los músculos de los vasos sanguíneos, lo cual restringe la circulación de la sangre. Esto puede ser resultado del estrés o de una superabundancia de calcio. Demasiado calcio, en ausencia de una cantidad adecuada de magnesio, ocasiona la contracción de los vasos sanguíneos. El magnesio es necesario para el relajamiento de éstos, así que, por supuesto, recomiendo tomar suplementos de magnesio. Adicionalmente, la hoja de neem puede ayudar a reducir la presión arterial, contribuyendo a relajar las paredes vasculares. La hoja de neem puede asimismo prevenir los accidentes cerebrovasculares inhibiendo la aglutinación de las plaquetas, que puede causar coágulos de sangre.

Otra cualidad de la hoja de este árbol es su utilidad para reducir el colesterol. He observado un descenso del mismo de hasta 25 por ciento en algunos pacientes. No conozco el mecanismo exacto por el cual la hoja de neem controla el colesterol, pero puede estimular al hígado para metabolizar las grasas disueltas en la sangre de manera más eficiente. De modo que, si bien una dieta y ejercicios adecuados son sumamente importantes, plantas medicinales como el neem pueden desempeñar un papel crucial en la prevención de las enfermedades cardiovasculares.

FEBRÍFUGO

Los febrífugos o reductores de la fiebre que se venden sin receta médica pueden ser muy peligrosos. Muchas personas mueren cada año por tomar estos analgésicos. El ibuprofeno puede causar hemorragias internas; el acetaminofeno, daños hepáticos, y se ha demostrado que la aspirina incrementa los riesgos de derrames cerebrales y otros accidentes cerebrovasculares. ¿No sería maravilloso que la naturaleza nos proveyera una forma natural de reducir la fiebre? Pues bien, ya nos la ha dado. La hoja de neem ha servido durante miles de años para bajar la fiebre, y yo mismo la he usado con resultados excelentes. En lugar de febrífugos y analgésicos de venta no controlada, potencialmente dañinos, prefiero utilizar lo que la naturaleza ha puesto a nuestra disposición. Para la inflamación y el dolor utilizo jengibre, cúrcuma o boswellia; y para bajar la fiebre, el neem.

AFECCIONES DE LA PIEL

Como mencioné anteriormente, el Ayurveda nos enseña que los trastornos de la piel son resultado de exceso de azúcar en la sangre. El neem, una planta medicinal amarga, se utiliza para contrarrestar el azúcar. Este árbol se ha empleado durante milenios para tratar afecciones de la piel como el acné, el eczema y la psoriasis. Es el mejor tratamiento para la piel que he encontrado, y lo he usado para tratar la mayoría de los trastornos de la epidermis. El aceite de neem también resulta un gran humectante.

Una de las enfermedades de la piel más comunes en Estados Unidos es la psoriasis. Afecta cada año a millones de personas y puede ser en extremo irritante. El aceite de neem puede humectar y sanar las lesiones de la piel, en tanto que su hoja, tomada internamente, puede purificar la sangre de las toxinas que suelen causar estos problemas de la epidermis.

El neem es asimismo capaz de ayudar a sanar y controlar la comezón del eczema. El aceite de esta planta se emplea en la India para tratar la caspa, las arrugas y la piel reseca. Sus propiedades antivirales ayudan a eliminar y prevenir la proliferación de verrugas.

ENFERMEDADES
PERIODONTALES / GINGIVITIS

Cada día, los aldeanos indios arrancan una ramita del árbol de neem que tienen en el patio, mastican una punta hasta que se deshilacha, y se cepillan con ella los dientes. Esto lo han estado haciendo desde tiempos inmemoriales, y tienen muy pocas enfermedades de las encías. De hecho, Estados Unidos está a la cabeza del mundo en este tipo de afecciones, a pesar del uso de flúor en la pasta dental y el agua de beber. Antes de pasar a examinar cómo previene el neem las enfermedades de las encías, veamos los peligros del flúor.

El flúor fabricado por el hombre que se añade al agua de beber y a la pasta dental es una sustancia tóxica. Sólo el arsénico es más venenoso, pero el flúor se le ha impuesto a la población durante 50 años. Puede causar daños a los riñones e incrementar en 50 por ciento las probabilidades de cáncer. La mayoría de los europeos sabe que el flúor no reduce el deterioro de los dientes, y en la mayoría de las naciones esta sustancia tóxica está prohibida. El gobierno canadiense prohibió asimismo hace poco la práctica de añadir flúor al agua de beber pública. El deterioro dental y las enfermedades de las encías pueden ser significativamente reducidos limitando el azúcar en la dieta y cepillándose con una pasta dental que tenga por base el neem.

ARTRITIS

La artritis afecta a personas de todas las edades, y consiste en una dolorosa degeneración de las articulaciones acompañada por inflamación y dolor. Los mejores tratamientos que he encontrado para la artritis provienen de la medicina ayurvédica. Plantas como el jengibre, la cúrcuma y la boswellia son bien conocidas por sus propiedades antiinflamatorias. Estos remedios son poderosos inhibidores de la enzima cox-2, y mucho más seguros que sus similares controlados por receta.

La hoja del neem es otro remedio ayurvédico utilizado contra la artritis. Tiene asimismo la capacidad de reducir la inflamación de las coyunturas y es un analgésico natural. A veces las bacterias y virus pueden causar artritis. Pero la hoja del neem posee una capacidad comprobada para ayudar a eliminar cualquier causa viral o bacteriana de dolor en las articulaciones.

ANSIEDAD / INSOMNIO

En numerosas ocasiones he escrito que hoy en día las personas andan estresadas, agotadas y sobrecargadas de trabajo. Muchos recurren a estimulantes como la cafeína, que les ofrecen un remedio rápido, pero que les pueden hacer más mal que bien y que se vuelven adictivos. Algunos incluso acuden a medicamentos recetados por el médico o de venta libre. De nuevo, éstas son sólo efímeras soluciones a medias y no hacen nada por sanar el organismo. El neem puede incrementar el nivel de serotonina en el cerebro. La serotonina es una sustancia química que ayuda al cuerpo a lidiar con el estrés y reduce la ansiedad y la depresión, así como la urgencia de comer dulces. El neem, al mitigar el estrés y la depresión, puede también promover un sueño mejor y más profundo.

INDIGESTIÓN / ACIDEZ / NÁUSEAS

Durante mi práctica escucho más quejas sobre acidez y otras afecciones estomacales que sobre cualquier otra. Esto no es raro; la dieta estadounidense típica carece de las enzimas vivas necesarias para digerir adecuadamente los alimentos. La mayoría de los médicos tratan el problema con fármacos que suprimen la acidez, pero esto sólo cancela los síntomas sin atacar la causa subyacente. El problema es que sin suficientes enzimas los alimentos no son completamente digeridos y empiezan a fermentarse. Luego, esta comida fermentada se mezcla con el ácido estomacal y empieza a regurgitar. No recomiendo suprimir el ácido gástrico, es necesario para una digestión apropiada. Les sugiero a mis pacientes tomar con cada comida enzimas vegetales, y plantas medicinales amargas como el neem, que pueden mejorar la digestión. El

Ayurveda enseña que las plantas medicinales amargas mejoran la digestión al estimular los jugos digestivos.

La hoja de neem también tiene una notable capacidad para aliviar los malestares estomacales. Los compuestos presentes en ella pueden mitigar las náuseas y ayudar a eliminar la causa del malestar, sea viral, bacteriano, o una úlcera. Siempre que tengo algún malestar gástrico, para calmarlo me bastan unas cuantas cápsulas de hoja de neem.

ANTICONCEPTIVO

El neem es tal vez el más poderoso anticonceptivo a nuestra disposición. En la India se ha aprobado como método anticonceptivo para mujeres y hombres. Sí, leyó bien, también para los hombres. Quizás sea la única píldora anticonceptiva masculina. Cuando se utiliza oralmente o aplicado a la vagina es seguro y efectivo.

El aceite de neem se ha utilizado durante muchos años en la India para evitar el embarazo. Aplicado a la vagina, ha demostrado ser un poderoso espermicida. En ese país varias compañías están fabricando actualmente cremas espermicidas que contienen aceite de neeem y son casi cien por ciento efectivas. El aceite de neem, debido a que es también un antibacteriano y antiviral, puede reducir asimismo el riesgo de enfermedades de transmisión sexual.

Las tabletas y gotas de aceite de semilla de neem se están convirtiendo rápidamente en el anticonceptivo de moda para los hombres en toda la India. Varios estudios demuestran que el aceite de semilla de neem, cuando se toma oralmente, puede reducir la fecundidad en los hombres, y después de varias semanas es casi cien por ciento efectivo. El neem reduce la motilidad de los espermatozoides sin afectar el deseo o el desempeño sexual. Este efecto se revierte y deja de ser efectivo semanas después de dejar de tomar neem.

Los anticonceptivos por prescripción médica para las mujeres tienen efectos secundarios potencialmente peligrosos. El aceite y las cápsulas de neem pueden ser una opción anticonceptiva más segura.

CANDIDA

Cada día, muchas personas necesitan tratarse por infecciones micóticas. Las más comunes son el pie de atleta y el candida. La hoja de neem tiene una demostrada capacidad para matar el hongo que ocasiona el flujo vaginal y el pie de atleta. Si se toma internamente, la hoja de neem puede controlar los niveles de azúcar en la sangre, lo cual a su vez puede matar de inanición al hongo candida. Éste prospera en un ambiente ácido y azucarado, pero el neem, con sus propiedades amargas, contrarresta el azúcar. La hoja de neem también puede destruir la pared externa de un hongo y matarlo directamente. El aceite de neem para uso externo puede controlar las infecciones micóticas y prevenir su diseminación.

REPELENTE CONTRA INSECTOS / PLAGUICIDA

Durante los últimos veranos boreales no ha pasado un día que no se haya producido alguna noticia sobre la diseminación del Virus del Nilo a través del mosquito. Muchas personas han enfermado de este virus, y algunas han muerto. Hay dos alternativas en lo que respecta a protegernos de estas perjudiciales plagas portadoras de enfermedades: podemos quedarnos dentro de la casa sin disfrutar las tibias noches de verano, o podemos cubrirnos la piel con algún tipo de protección. Busque en su patio posibles criaderos de mosquitos. Nunca deje agua estancada en recipientes al calor del verano. Las aguas estancadas, sea en un caldero vacío, en charcos en el patio, en una piscina para niños, e incluso en un arroyo, permitirán que los mosquitos se reproduzcan en su área. La prevención puede hacer mucho por protegerle a usted y a su familia de los peligros de estas plagas.

Muchas personas optan por protegerse y disfrutar del clima estival. Los aerosoles contra mosquitos disponibles en el mercado contienen sustancias químicas potencialmente dañinas. Una forma mucho más segura y probada de repeler a los mosquitos es el aceite de neem. Éste se ha utilizado durante miles de años para proteger cosechas y poblaciones de los mosquitos, moscas, y garrapatas. Los aldeanos de la India antigua quemaban hojas y madera de neem en sus hogares para mantener a raya a estas plagas. Actualmente se venden muchos preparados de neem con los que usted puede rociar su piel, el perímetro de su casa y su jardín.

Los mosquitos no sólo son una molesta plaga; también pueden portar peligrosos virus. Muchos estudios, incluyendo mis propios ensayos, han confirmado la capacidad del neem para repeler mosquitos. En mis estudios he utilizado el aceite de neem mezclado con una loción que contiene neem y áloe. Los resultados han sido sorprendentes: el neem resultó cien por ciento efectivo en cuanto a mantener a estas plagas lejos de mi piel. Mis investigaciones confirmaron lo que los aldeanos de la India saben desde hace miles de años: el aceite de neem repele a los mosquitos.

Otra plaga común del verano son las garrapatas. Como los mosquitos, éstas también pueden ser vectores de peligrosos virus y enfermedades como la Fiebre de las Montañas Rocosas. El neem ha demostrado ser ciento por ciento efectivo contra las larvas de garrapatas, y puede rociarse en la parte de la casa donde vive su mascota para evitar la infestación. El neem es asimismo capaz de impedir que las pulgas habiten en el pelo de los animales domésticos.

El árbol de neem posee muchos mecanismos naturales para protegerse de las plagas y enfermedades, lo cual lo convierte en uno de los más resistentes y sanos que existen. Las mismas sustancias fitoquímicas que protegen a esta planta pueden protegernos a nosotros. La capacidad de la hoja para protegerse de las enfermedades también protege de las mismas a los seres humanos, y el aceite de las semillas repele a los mosquitos y garrapatas.

Cada año, miles de toneladas de insecticida son rociadas en patios y jardines como protección contra los insectos. Estas sustancias químicas pueden ser tóxicas para los animales y los seres humanos, y deben evitarse. El neem se puede utilizar para rociar jardines y patios sin preocuparse por su toxicidad. Es eficaz eliminando los insectos indeseados y no posee toxicidad alguna para las plantas, animales o personas.

Poniendo a prueba el neem

He estudiado durante muchos años las plantas medicinales occidentales y ayurvédicas. Además de aprender sobre ellas en libros, siempre realizo ensayos con la que estoy estudiando. La pruebo en mis clientes y en mí a fin de poder informar con exactitud sobre su efectividad. A veces pruebo una de estas plantas y no consigo los resultados que esperaba, mientras que otras veces los resultados son positivos. Con el neem he logrado resultados magníficos.

Una de las primeras cosas que aprendí sobre esta planta milagrosa fue que era un gran repelente contra insectos. Me habían dicho que era mejor que cualquier producto disponible en el mercado para mantener a raya a los mosquitos así que la puse a prueba. Donde vivo, todos los veranos somos bombardeados por nubes de mosquitos. Como la mayoría, procuro evitar los repelentes químicos contra insectos, y había estado buscando algún sucedáneo natural. Apliqué loción y aceite de neem a mi piel y a la de mi hija y salimos al patio.

Generalmente, los mosquitos nos atacan tan pronto cruzamos la puerta, pero esta vez no sucedió. Nos quedamos afuera alrededor de una hora y ni un solo insecto se posó sobre nosotros. A la noche siguiente, no utilicé el neem y cayó sobre nosotros una nube de ellos. Al otro día repetí el procedimiento aplicando el neem y los mosquitos no se nos acercaron. Les he contado a algunos de mis pacientes los resultados que obtuve con el neem. Muchos me han llamado después con resultados similares. Mi ensayo con el neem como repelente contra insectos pasó la prueba con altas calificaciones.

Aunque rara vez me enfermo, hace poco comencé a sentirme mal del estómago. Había en los alrededores un virus estomacal, y tal vez me había expuesto a él. Como recordaba que la hoja del neem servía para aliviar malestares estomacales, la puse a prueba. Cerca de una hora después de tomar un par de cápsulas de hoja de neem, me sentía mejor. Continué luego tomando el extracto de la hoja, con lo que pude acortar la duración del virus. Creo que la hoja de neem es un arma poderosa contra la influenza y el catarro común.

Hace unos años me diagnosticaron hipoglicemia. Después de años siguiendo la dieta estadounidense típica, mi organismo era incapaz de regular el nivel de azúcar en mi sangre. Si paso muchas horas sin comer, mi azúcar desciende por debajo de lo normal y me siento extremadamente tembloroso y débil. Si como algo rico en carbohidratos simples, como pan o pasta, mi azúcar sube rápidamente por encima de lo normal y me siento entonces sumamente mareado y torpe. Si no se la controla, la hipoglicemia puede derivar en diabetes. Una forma que tengo para controlarla es la hoja de neem. El neem posee una comprobada capacidad para reducir el azúcar en la sangre cuando sube demasiado, y yo lo empleo cada vez que la mía se descontrola. En varias ocasiones he chequeado mi nivel de azúcar, y lo he encontrado por encima de lo normal. Entonces tomo cápsulas de hoja de neem, y en cuestión de una hora se ha normalizado. La hoja de neem ha sido aprobada en la India para el tratamiento de la diabetes considerando su capacidad para bajar el azúcar en la sangre. Más adelante he incluido en mi libro algunos testimonios de mis pacientes al respecto.

Cómo tomar neem

En la India se refieren al árbol de neem como "la farmacia de la aldea", debido a sus amplias y notables propiedades curativas. La corteza contiene poderosos reforzadores del sistema inmunológico llamados polisacáridos, y la hoja tiene propiedades antivirales. El aceite extraído de la semilla sirve para repeler mosquitos y para evitar el embarazo. En la India y en África la gente se cepilla los dientes con ramitas de neem, y tienen muy pocas caries debido a las propiedades antisépticas de este árbol. Estas son sólo algunas de las aplicaciones del neem, y como verá, es una planta medicinal poderosa con muchas propiedades importantes.

El neem se comercializa en muchas formas. La hoja puede tomarse en cápsulas o tabletas, y el aceite está disponible como tal, o como loción, generalmente combinado con áloe. Existen cremas, champús, pasta dental, talcos, repelente contra insectos y plaguicidas basados en el neem. Tradicionalmente los aldeanos indios arrancan simplemente la hoja del árbol y la mascan, o la preparan como infusión. Exprimen las semillas para obtener el aceite y trituran la corteza para hacer talco. Afortunadamente, los productos derivados del neem están ahora disponibles en las tiendas locales de productos de salud.

Dosis y seguridad

La hoja, el fruto, la semilla, el aceite, y la corteza del neem se han consumido y utilizado tópicamente durante miles de años. De hecho, se ha escrito sobre esta planta desde el comienzo de los tiempos. Los pobladores antiguos mascaban hojas de neem y se cepillaban los dientes con sus ramas después de las comidas para evitar el deterioro de la dentadura y eliminar las bacterias. El aceite extraído de las semillas se utiliza para mantener fuera del hogar a insectos portadores de gérmenes patógenos. En su historia, el neem ha demostrado ser sumamente seguro. El fruto de este árbol, aunque todavía no disponible en América, es un favorito de los indios y los africanos.

Para combatir las infecciones, reducir el nivel de azúcar en la sangre, aliviar un malestar estomacal, o reducir la fiebre, yo tomo dos cápsulas de hoja de neem tres veces al día según las necesite. Para reducir la presión arterial o el colesterol, o como anticonceptivo, tomo de dos a cuatro cápsulas diarias. Para repeler plagas como los mosquitos o garrapatas, combino aceite de neem con una loción basada en la misma planta y me la aplico generosamente en toda la piel expuesta. Los productos basados en neem están disponibles en la tienda local de productos de salud en forma de cápsulas, champú, jabón y loción. Sugiero utilizar la dosis que aparece en la etiqueta o consultar a su proveedor de servicios de salud. El neem ha demostrado ser extremadamente seguro y no tóxico; sin embargo, como con la mayoría de las plantas medicinales, las mujeres gestantes no deben tomarlo, ni tampoco aquellas que desean embarazarse.

Conclusiones

El neem se ha empleado en la India, Asia y África desde el principio de los tiempos, aunque no es muy conocido en el mundo occidental, su popularidad está creciendo rápidamente a medida que la gente conoce sus notables beneficios. Los indios llaman a su árbol de neem la farmacia de la aldea, debido a su amplio rango de aplicaciones para la salud y el bienestar. Creo que cualquiera que esté interesado en utilizar un remedio natural antiguo para la salud, probado a través del tiempo, debe tener a mano esta planta. Yo considero al neem mi farmacia natural; nunca antes había encontrado una planta medicinal tan extraordinaria.

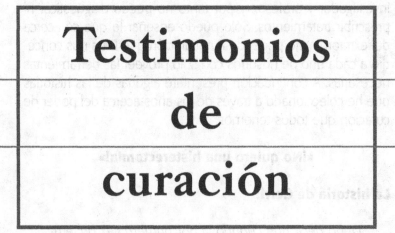

CAPÍTULO OCHO

Testimonios de curación

Soy de la opinión de que existe un lugar para la medicina moderna. Los médicos son profesionales brillantes que pueden recomponernos si nos hemos lesionado o herido; y en algunos casos, los fármacos que nos prescriben son beneficiosos. En situaciones traumáticas siempre desearía que me viera un médico en el hospital más cercano. Desafortunadamente, los médicos saben muy poco sobre la prevención de las enfermedades. Simplemente no se les enseña lo suficiente acerca de una dieta, suplementos, descanso y oración apropiados. La única herramienta para ayudarle a usted de que dispone la mayoría de los doctores, es un recetario, y esto puede ser más peligroso que la enfermedad misma. En los últimos años han venido a mí personas con diferentes afecciones que sus médicos no fueron capaces de tratar, o para las cuales deseaban alternativas naturales. Yo no soy Doctor en Medicina; soy investigador y profesor, y por tanto no puedo diagnosticar ni prescribir tratamientos. Sólo puedo enseñar lo que sé acerca del extraordinario poder de autocuración que Dios nos concedió a cada uno de nosotros con sólo proveer las herramientas necesarias. A continuación presentaré algunas de las historias que he coleccionado a través de los años acerca del poder de curación que todos tenemos.

«¡No quiero una histerectomía!»

La historia de Gerri:

Debo decir que cuando vi por primera vez a Gerri, pensé que era una de las más hermosas creaciones de Dios. Era (y es) inteligente y preocupada por los demás, y es la doncella más bonita del planeta. Ha resultado ser una madre maravillosa, así como muy buena cocinera. En ocasiones cuestioné sus capacidades culinarias, como cuando puso demasiada sal en las habichuelas verdes que estaba preparando. Como usted supondrá, estas habichuelas enlatadas ya venían cargadas de sal, y ella no se dio por enterada. Si aún no se ha dado cuenta, Gerri es mi adorada esposa, y la madre de nuestra linda hija, Ashley. Con el paso de los años, ha mejorado como cocinera, y ahora experimentamos con recetas sanas como las que le he presentado antes en este libro.

La historia de Gerri comienza unos años después del nacimiento de Ashley. Comenzó a tener menstruaciones en extremo dolorosas, tanto que casi se desmayaba. Para controlar estos dolores Gerri había estado tomando píldoras anticonceptivas la mayor parte de su vida, pero desde que nuestra hija nació no las había tomado más. Había pasado muchos años tomando la píldora, y también asediada por una ligera depresión. Ninguno de los médicos pensó que ambas cosas podían estar relacionadas, sino que se limitaban a usar la única herramienta de que dsiponen: su recetario. Mantenían a Gerri tomando la píldora anticonceptiva, y agregaban a la mezcla Paxil contra la depresión. Yo le sugerí que probablemente las píldoras anticonceptivas estaban causándole la depresión, al alterar sus hormonas, y que debía dejar de tomarlas. Ella lo hizo así, y casi inmediatamente pudo dejar de tomar el Paxil. Desde entonces no ha padecido más de depresión.

En la primavera boreal del 2003, el periodo menstrual de Gerri era tan doloroso que casi se desmayaba. El dolor era tan fuerte que no podía siquiera levantarse del sofá, y allí se quedaba tendida días y días. Ninguna cantidad de analgésicos le proporcionaba alivio, y visitó a varios médicos en busca de ayuda. El primero utilizó su recetario para prescribir otro analgésico. No dio resultado. El siguiente también le recetó otra pastilla contra el dolor que no ayudó. Finalmente, Gerri visitó a un especialista que le sugirió que podía tener una endometriosis, y le dio una receta para un fuerte analgésico narcótico. La endometriosis es una condición en la cual el tejido uterino crece fuera del útero, y resulta muy dolorosa. Este galeno le sugirió tomar una droga que aceleraría su menopausia (a los 33 años) y que quizás secaría la endometriosis. Investigamos ese potente fármaco y encontramos miles de historias de terror contadas por las mujeres que lo habían tomado, así que decidimos que no era el mejor camino.

Mientras tanto, los dolores continuaban un mes tras otro. El médico de cabecera sugirió una cirugía laparoscópica para extirpar la endometriosis, y nos pareció bien. El día de la operación estábamos por supuesto nerviosos, pero entusiasmados por que esto resolviera el problema y Gerri pudiera volver a vivir una vida normal. La cirugía salió bien, pero el médico nos dijo que no había podido extirpar el tejido causante del dolor. Volvió entonces a sugerir ese potente fármaco del que habíamos oído hablar tan mal, y nosotros volvimos a negarnos. El nos dijo que la única opción que nos quedaba era una histerectomía. A su modo de ver, extirpar el útero era la única manera de librarse de la enfermedad y del terrible dolor. Gerri y yo decidimos irnos a casa y sopesar la propuesta, discutiendo las ventajas y desventajas.

Eso hicimos durante varias semanas, y ella decidió que no quería perder un órgano a los 33 años. Me dijo que prefería soportar el dolor a someterse a una histerectomía siendo tan joven, lo cual equivaldría a renunciar a la posibilidad de tener más hijos. En el interín, yo había tratado de hacer que Gerri siguiera un programa de medicina natural que creía le podía ayudar. Aunque ella es una esposa dedicada y amorosa, no siempre cree en mis métodos. Gerri había sido entrenada como enfermera en la medicina moderna, y es difícil convencer a alguien de que aquello para lo que ha sido entrenado no siempre representa el mejor camino.

En la escuela de enfermería, le enseñaron lo mismo que aprenden los médicos: que la herramienta más poderosa para combatir las enfermedades es un recetario. Durante doce años, ella ha sido una magnífica enfermera. La respetan como jefa de su unidad y es amable y preocupada por los pacientes. En los siete años que hemos pasado juntos, le he abierto los ojos sobre las desventajas de la medicina moderna, pero todavía a veces se muestra un poco escéptica. En los últimos años, pude convencerla de que las píldoras anticonceptivas eran la causa de su depresión, y así la depresión desapareció. También la convencí de que dejara de tomar los medicamentos que le prescribían para la alergia, y ahora controla ésta con plantas medicinales. Por último, la convencí para que intentara mi remedio natural contra la endometriosis.

Le expliqué a Gerri que la endometriosis es causada por un desbalance hormonal, generalmente a largo plazo. Como había tomado píldoras anticonceptivas la mayor parte de su vida, su producción de progesterona se había clausurado, y su organismo estaba dominado por el estrógeno. Teníamos que comenzar un programa para equilibrar las hormonas y eliminar parte del excedente de estrógeno en su cuerpo. En el primer capítulo de este libro, usted aprendió que las glándulas suprarrenales desempeñan un papel vital en la regulación de las hormonas. Ellas son responsables de regular la progesterona y el estrógeno, y cuando funcionan correctamente, mantienen el equilibrio hormonal. Gerri comenzó a tomar una combinación de plantas medicinales que yo había desarrollado llamada Adrenalive, a fin de ayudar a sus glándulas suprarrenales a funcionar correctamente y regular sus hormonas. Adrenalive es una combinación de ashwagandha, scizandra y regaliz. También comenzó a tomar otro remedio natural conocido comúnmente como vítex, el cual se ha utilizado durante miles de años para ayudar al organismo a equilibrar las hormonas femeninas. Gerri empezó asimismo a tomar un extracto de vegetales crucíferos llamado DIM. Existen indicios de que esta sustancia metaboliza el estrógeno excedente y lo elimina del cuerpo. El exceso de estrógeno es una de las causas principales de los cánceres mamario y cervical en las mujeres, y del cáncer de la próstata en los hombres, por eso yo también tomo DIM.

Después de sólo un par de meses tomando Adrenalive, vitex y DIM, junto con ejercicios y una dieta balanceada, los dolores de Gerri prácticamente habían desaparecido. Cuando decidió dejar de utilizar las herramientas que sus médicos le daban y comenzar a usar las que Dios ha provisto, su cuerpo comenzó a sanarse a sí mismo, y empezó a sentirse mucho mejor. Todos los meses el dolor es menor que el mes anterior, y por supuesto, está eternamente agradecida a su amante esposo que, después de todo, no es un charlatán. Ella me recompensa cada día con su amor y siendo una magnífica esposa y madre. Y desde aquella cita al principio de nuestra relación, no ha vuelto a tratar de preparar habichuelas verdes para la cena.

«¡Quieren recetarle Ritalin a Susan!»

La historia de Susan:

Hace unos años, una joven se acercó a mí después de concluir un seminario en la tienda local de alimentos para la salud. El tema había sido aquella noche el Trastorno de Déficit de Atención, o ADD/HD por sus siglas en inglés. Ella se había *quedado maravillada por algunas de las cosas que yo había dicho, especialmente cuando dije que los fármacos que se prescriben a los niños para tratar el ADD son potentes narcóticos. Se sentó conmigo, y estuvimos conversando por más de una hora sobre Susan, su hija. Susan era una linda niñita que acababa de cumplir ocho años. Su madre había recibido recientemente una llamada telefónica de su maestra, para decirle que Susan tenía dificultades para concentrarse durante la clase, y que a veces parecía torpe. En otras ocasiones, continuó diciendo la maestra, era demasiado hiperactiva y difícil de controlar. Ella había discutido el problema con el director de la escuela, y estuvieron de acuerdo en que a Susan se le debía poner un tratamiento de Ritalin. La maestra le sugirió a la madre que llevara a Susan al médico esa misma semana para atender el problema.*

Pero el problema, claro, no era Susan; era la chatarra con que nuestro sistema escolar alimenta a nuestros hijos, para luego tratar de someterlos con narcóticos a fin de poder controlarlos. Y la mayoría de ellos no sólo comen comida chatarra en la escuela, sino que lo hacen todo el día en sus hogares. Una dieta deficiente, junto con la inactividad, es la causa principal de los problemas del comportamiento generalmente mal diagnosticados como el ADD/HD. Mientras la madre de Susan y yo conversábamos, me di cuenta rápidamente de que en su caso, ése era el problema.

La madre me dijo que Susan era una niña muy inteligente. Obtenía muy buenas notas pero solía tener problemas para concentrarse. Me explicó que su dieta típica diaria era más o menos así: en el desayuno, comía cereal (generalmente alguno de los que contienen chocolate y mantequilla de maní) y tortas calientes. También bebía jugo de naranja o una Pepsicola. La madre de Susan empacaba su almuerzo, el cual usualmente consistía en un emparedado de jalea con mantequilla de maní, papas fritas, y de postre un rollito de frutas. Ella le daba dinero para que comprara leche pero luego se dio cuenta de que Susan prefería comprar una gaseosa. Cuando la niña llegaba a su casa de regreso de la escuela, merendaba, generalmente un poco de helado, y se ponía a jugar en su computadora o a ver televisión. Para la cena, la madre le preparaba algún plato a base de carne con vegetales congelados, que Susan raramente comía. Ella me explicó que su hija despreciaba los vegetales, como hacen casi todos los de su edad. Antes de irse a la cama, Susan volvía a merendar algún dulce.

No era necesario someter a la niña a un tratamiento de narcóticos para calmarla. Su dieta y su inactividad eran las causas de sus problemas en la escuela, y la escuela era en parte responsable. Cuando tomaba su desayuno recargado de azúcar, esto causaba un incremento en el nivel de azúcar en su sangre, lo cual vuelve hiperactivo a cualquier niño de su edad. Unas horas después, cuando el azúcar bajaba rápidamente, ella empezaba a tener problemas para concentrarse y no podía quedarse tranquila. Por tanto, Susan volvía a comer o beber algo rico en azúcar, y así el ciclo recomenzaba. Ella no sufría debido a una deficiencia de Ritalin, sino a un exceso de azúcar y una deficiencia de nutrimentos en su dieta, además de su inactividad.

Los padres y maestros tienen que aprender que el azúcar surte un poderoso efecto en el organismo de un niño. Con los índices de obesidad infantil a niveles récord, y cada día más niños bajo tratamiento con narcóticos, las escuelas deberían eliminar de sus pasillos las máquinas dispensadoras de gaseosas y proveer comidas nutritivas. Los padres deben invertir más tiempo en eliminar de sus hogares las comidas y meriendas azucaradas y preparar otras que brinden los nutrimentos que precisa una mente en desarrollo. Sé que esto no es fácil en el mundo atareado de hoy, pero es necesario hacerlo. En lugar del cereal edulcorado y las tortas caliente de antes, Susan comenzó a comer avena o huevos en el desayuno. Su madre redujo considerablemente la cantidad de azúcar que la niña comía a diario, retirando de la casa las meriendas azucaradas. ¡Si no están en casa, los niños no pueden comerlas! Comenzó a preparar platos que contenían frijoles y nueces, y siguió lo mejor que pudo la Dieta Blair. Susan empezó a tomar multivitaminas, magnesio y DHA, todo ello necesario para un desarrollo apropiado. Y por último, sacaron de la alcoba de Susan su computadora, y la alentaron a jugar afuera, siempre que el estado del tiempo lo permitiera. Los niños de hoy día necesitan salir y hacer un poco de ejercicio.

La madre de Susan fue una de las pocas personas que he conocido dispuestas a realizar cambios tan drásticos. Su hija llegó a acostumbrarse a los cambios, y su conducta mejoró inmediatamente. Si los padres y maestros empezaran por mantener el azúcar lejos de los niños, podríamos impedir que los índices de obesidad empeoraran, así como que se prescriban esos peligrosos narcóticos a más niños. Como padre, sé que lo más difícil del mundo es hacer que un hijo coma algo nutritivo, pero es posible. Si comenzamos desde ahora como nación a *alimentar mejor a nuestros hijos, podremos hacer en el futuro una gran diferencia en cuanto a los índices de obesidad y enfermedades infantiles.*

«¡El anuncio dice que necesito la píldora violeta!»

La historia de Tom:

Tom ha sido paciente mío por varios años. En ese tiempo, le he aconsejado sobre su artritis y su hipertensión arterial. El había conseguido controlar su presión siguiendo la Dieta Blair, tomando magnesio y haciendo ejercicios. La artritis de Tom está también mucho mejor ahora, aunque cuando le hago morder el polvo de la derrota en el campo de golf, sigue utilizando como excusa sus adoloridas articulaciones. Un día, mientras estábamos en el segundo hoyo del campo local, Tom me dijo que había estado padeciendo una severa acidez, y quería saber qué hacer. Yo le recomendé que primero viera a su médico, para descartar cualquier problema más grave, y que luego viniera a mi consulta.

Una semana después, pasó a verme. Su médico le había dicho que tenía la Enfermedad de Reflujo Gastroesofágico, GERD por sus siglas en inglés. En el pasado, se llamaba simplemente acidez, pero ahora la medicina moderna le ha colocado la etiqueta de «enfermedad», para poder recetar medicamentos e ingresar miles de millones de dólares. El médico de Tom le aconsejó que evitara las comidas con picante y especias, y le prescribió una medicina para suprimir la producción de ácido gástrico. Este es el tratamiento típico para cualquiera que padezca de GERD. La ironía del caso es que Tom nunca come picante ni especias; el tratamiento ordenado por su médico es puramente genérico. Es como si todo lo que han aprendido en la escuela acerca del proceso digestivo se limitara a evitar el picante y las especias y a tomar algún bloqueador de ácido.

Le conté a Tom que también a mí me habían diagnosticado GERD años atrás; y que mi médico también me había recomendado no tocar el picante y las especias, y tomar un bloqueador de ácido. Ni mi médico ni el de Tom se tomaron el tiempo para discutir con nosotros las ventajas de una dieta apropiada. Algún día ni siquiera necesitaremos ir al médico: un anuncio de televisión nos dirá qué nos hace falta para sentirnos mejor. ¡Ah, claro! Había olvidado que ya está ocurriendo, ¡y me parece apabullante!

Le expliqué a Tom que necesitamos el ácido gástrico para hacer correctamente la digestión, y que no es bueno suprimir su secreción. Sin él, nuestros alimentos no son completamente digeridos, y los minerales no se descomponen apropiadamente. La acidez tiene lugar cuando lo que comemos no es bien digerido; entonces se asienta en el estómago y se fermenta, para luego mezclarse con los ácidos gástricos, lo cual provoca reflujo y causa una sensación de ardor. De modo que el problema no es el ácido, aunque el que arde es él; el problema subyacente es que la comida no es debidamente digerida, que luego se fermenta, y que eso provoca la subida del ácido por el esófago. Como le expliqué antes en este libro, las enzimas son claves para la digestión, y a medida que envejecemos, contamos con menos para hacer este trabajo.

Tom decidió aplazar la orden de su receta y empezó a suplementar cada comida con enzimas digestivas. Su acidez estomacal desapareció en unos días, y desde entonces no ha vuelto a tener más problemas. Quiero decir, no con la acidez: todavía se las ve negras para vencerme en los hoyos de golf.

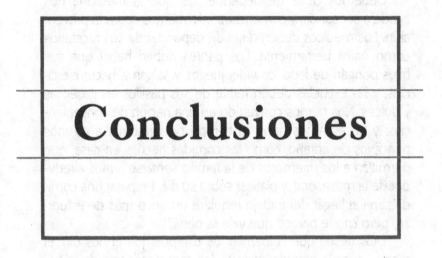

Conclusiones

Hace cien años, apenas 15 por ciento de la población sucumbía a las enfermedades cardiovasculares. Hoy en día es casi 50 por ciento. Hace un siglo, sólo 3 por ciento moría de cáncer, y hoy la cifra es casi 25 por ciento. Desde 1900, la tasa de diabetes se ha incrementado en 1000 por ciento, y hace cien años la diabetes adulta ni siquiera era una preocupación. Actualmente, incluso los niños son diagnosticados con diabetes «adulta incipiente». En 1980, el índice de obesidad registraba una marca sin precedentes de 25 por ciento, y la nación estaba aterrorizada. Hoy, estamos aún más aterrados, pues la tasa de obesidad ha subido 65%. En este país gastamos más dinero que en cualquier otro procurando estar saludables, y sin embargo nos contamos entre los pueblos menos saludables del mundo. Señalo estas cosas para demostrar que es hora de cambiar.

Debemos dejar de depender de que la medicina nos ayude a ser sanos, y comenzar a informarnos sobre la prevención. Los médicos deben dejar de depender de sus recetarios como única herramienta. Los padres deben hacer que sus hijos pongan de lado los videojuegos y salgan a hacer ejercicios, y las escuelas deben retirar de sus pasillos las gaseosas y dulces. Nos hemos convertido en una nación de conveniencias, y necesitamos hacer el tiempo para retornar a algunos principios de antaño, como las comidas hechas en casa, que permitían a los miembros de la familia sentarse juntos alrededor de la mesa, orar, y platicar sobre su día. Preparar una comida sana al llegar del trabajo requiere un poco más de esfuerzo, pero ¿no le parece que vale la pena?

Dios desea que cuidemos los cuerpos que Él nos dio. El diablo utiliza la comida chatarra, las computadoras y la televisión para alejarnos de la voluntad divina de que disfrutemos de una buena salud. Empiece a limitar gradualmente el tiempo que usted y sus hijos pasan frente a la computadora o el televisor, y haga algún tipo de actividad física. Salgan después de la cena a caminar o montar bicicleta juntos, cualquier cosa que ponga a bombear el corazón. Si usted ha aprendido algo de este libro, es mi esperanza que ello pueda ayudarle a tomar decisiones informadas sobre su salud, y que pueda recobrar y mantener una salud óptima. Que Dios le bendiga.

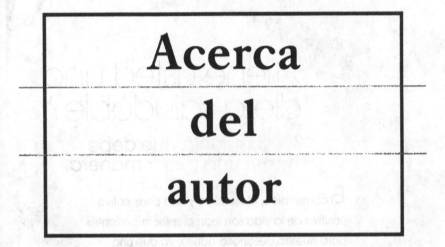

Acerca del autor

Jeffrey Blair ha estado estudiando nutrición y medicina natural durante 15 años. Es un nutricionista clínico que posee un doctorado en Ciencias de la Nutrición. El Dr. Blair es un notorio herbalista y recibió un certificado en medicina alternativa de la Asociación Estadounidense de Asistentes Médicos, AAMA. Es miembro asimismo de la Asociación Estadounidense de Investigaciones Naturopáticas. Pero, lo más importante: el Dr. Blair es esposo, padre, y un cristiano nacido de nuevo.

Además, es el director de Blair College, una escuela de nutrición y naturismo acreditada a nivel nacional. El Dr. Blair trabaja como consultor para varias compañías productoras de suplementos nutricionales, y pasa sus días estudiando las últimas investigaciones que se realizan en el mundo. Su pasión es enseñar a la gente que el cuerpo humano, si se le brindan las herramientas apropiadas, es capaz de curarse a sí mismo.

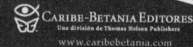